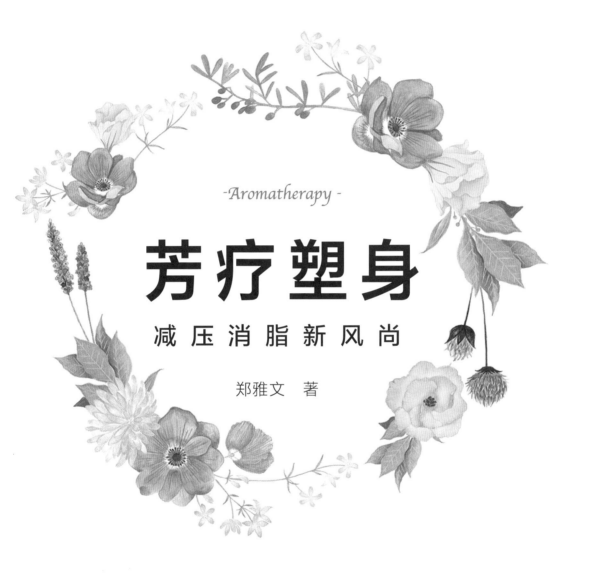

-Aromatherapy -

芳疗塑身

减压消脂新风尚

郑雅文　著

中国纺织出版社有限公司

目录

007　推荐序
008　作者序

Part 1 · 谈塑身之前，先了解芳疗

012　芳香疗法的演化
020　生活里的芳香疗法

Part 2 · 芳疗塑身漫谈，认清脂肪真面目

028　人体脂肪从何而来？
036　脂肪积聚是因为身心过度紧绷
038　脂肪类型1：马铃薯形
040　脂肪类型2：莲雾形
042　脂肪类型3：西洋梨形
044　脂肪类型4：萝卜形
046　脂肪类型5：苹果形
048　脂肪类型6：茭白笋形
050　盲目减重，不如提升基础代谢率

Part 3 · 精油基础知识与塑身使用

056　芳疗重整人体机制
058　芳疗带动身体感官苏醒
067　一滴精油的诞生
072　认识精油与调配介质
076　基础油介绍
078　1 甜杏仁油
079　2 荷荷巴油
080　3 葡萄籽油
081　4 玫瑰果油

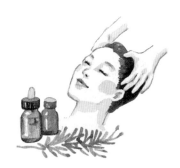

082　单方精油介绍

083　1 岩兰草

084　2 广藿香

085　3 玫瑰草

086　4 快乐鼠尾草

087　5 甜橙

088　6 波旁天竺葵

089　7 大马士革玫瑰

090　8 姜

091　9 维吉尼亚雪松

092　10 黑胡椒

093　11 肉桂

094　12 柠檬

095　13 胡椒薄荷

096　14 樟脑迷迭香

097　15 葡萄柚

098　16 丝柏

099　精油的新陈代谢与香气调性

102　善用芳疗，滋养身体，促进代谢

109　正确调配用油，辅助按摩塑身

116　用香气温柔抚触，呵护自己

123　简单小步骤，按按脂肪走

124　再见萝卜腿

124　再见大象腿

125　再见蝴蝶袖

126　再见小"腹"婆

127　再见下垂臀

128　再见肉肉脸

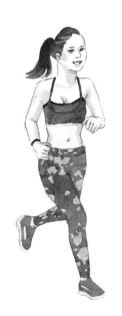

Part 4 · 减压又塑身！日常芳疗无所不在

134　**第一阶段：嗅闻香氛，缓解情绪压力**

140　空间香氛与保养蜡烛制作

144　**第二阶段：改善代谢的居家运动与手作**

145　入门版！靠墙深蹲

146　进阶版！深蹲训练

147　练核心！平板支撑

148　祛脂排湿的沐浴盐制作

153　辅助代谢的香拓包制作

155　香拓包的保存建议

156　**第三阶段：香料香草饮食，滋润养护身心**

157　香气融入日常饮食

158　消水肿助代谢的香草茶饮

159　玫瑰茶

160　蝶豆花茶

161　马鞭草茶

162　罗马洋甘菊茶

163　甜菊叶茶

164　薄荷叶茶

165　滋润肌肤、促进循环的香料浸泡油制作

166　浓厚圣约翰草浸泡油

167　**第四阶段：优质好眠有助于稳代谢、排脂肪**

168　纾压安眠六步走

172　轻柔音乐助好眠

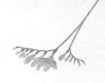
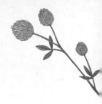

推荐序

　　雅文是我的同学，她开启了我对精油世界的好奇。她常在开始上课的时候，让同学们选择自己喜欢的精油滴在衣服、围巾上，让飘散的香气缓解我们上课或赶报告时的压力。

　　我本身因为鼻子过敏，太香的味道容易打喷嚏，以前对精油的印象就是化学香精，但专业的雅文老师从事这个领域多年，闻遍万罐精油，每次看她的精油百宝箱，总让我讶异，原来香味的世界是如此辽阔。尤其在第一次接触到广藿香深沉的味道时，我被这个奇怪的味道吓到了，但多次接触后却深深地被它的稳定性所吸引，进而投入学习精油的领域并考取了芳疗师证照。之前在一门公共卫生教育的实习课程中，按规划本来是要讨论儿童挑食与偏食的议题，但在这过程中我发现许多香味其实都来自食物与辛香料，如柠檬、薄荷、肉桂、姜等，这些可以跟食农教育结合，因此引发了我极大的兴趣，想将芳疗学与营养结合起来。

　　学习的过程中我才发现，英国已经搜集了大量芳疗应用，分析精油化学分子后再做分类并分析适应证，目前精油最显著的效果是缓解压力。在诊所多年，我们也会发现很多人变胖是源自各式各样的心理压力，通过"吃"来作为安慰或是分散焦点，减重不只需要饮食、运动的介入，心灵的稳定性也是很重要的。

　　芳疗可以通过调和精油应用在按摩中，促进血液循环，很多人因为少运动、久坐、流汗太少、饮食过咸、缺乏微量营养素导致循环不佳，通过精油调理按摩能让人明显感受到自己的循环变好、水肿减轻。我从一个精油门外汉进到芳香世界，如刘姥姥逛大观园，感觉处处是惊奇。对于初学精油或想减重的朋友，非常建议您跟着雅文老师一起体验这花花草草的世界，并且实现减重塑身的目标！

荣新诊所＆儿童食育营养师

李婉萍

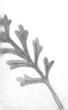

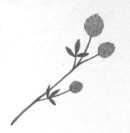

作者序

　　清晨，晨曦通过未闭合的卷帘照在棉被上，空气中弥漫着前一日暴晒过的暖阳气息，也夹带着昨夜那场滂沱大雨的清新。深吸一口气，让鼻腔和胸腔充斥着泥土的馨香，又是一个香气萦绕的美好早晨。

　　浴室内残留着昨晚孩子们浸泡的洋甘菊的气息，搓揉着甜橙萃取的幕斯，泡沫中好像多了份水的张力，那肉桂牙膏的气味让我的脑海中浮现出儿时常咀嚼的肉桂口香糖纸的记忆；我总爱在梳洗过后喷洒上自己萃取的植物纯露，甜美微酸又略带花香的气味即刻弥漫整个空间，让我产生了伫立在芳香万寿菊花圃田间的错觉，在香气环绕的环境中，认真审视身心传递的讯号。

　　此刻的你还好吗？不妨静下心来聆听身体的旋律，通过呼吸的频率感受体液的流淌、松动臂膀、舒缓筋骨肌肉。让我们一起来学习如何与身体对话吧！

塑身芳疗的起源

　　近年来，芳疗已全然进入生活，每当夏季来临，身边的芳香好友们总是开始着手调制各式各类的减脂塑形手作品。然而人体形态环肥燕瘦，其实不关乎世俗的好恶，只在于自身的喜好，你喜欢什么样的自己呢？就外观而言，外貌形态的呈现是有迹可循的，从授精的刹那 DNA 就已决定了你的基本样貌，然而后天成长的历程，包括我们的生活作息、饮食文化、教育背景、成长模式、医疗历史、情绪诱因、行为导向等，都共同影响着如今的模样。

　　确切说来，人们外貌体态的展现，正代表着不同的生命淬炼，因此理应全面地就生理、习惯、心理层面加以探讨，寻找生发缘由。如针对下半身臃肿的个案，在生理层面显现的病征表现，就得探究是否有心脏瓣膜脱垂、循环不佳、肾脏功能失衡，或者内分泌失调等；而就生活及活动习惯来说，就得了解是否久坐久站、长期穿着过紧塑身衣、饮食口味偏重或水分摄取习惯不良等。另外，芳疗照护着重于情绪与心境探索，也就是从芳疗心理层面来说，如果有无法宣泄的泪水、难

以负荷的压力，又或者是对于外界的不信任进而过度自我保护，都有可能导致身体的肿胀。

因此，尽管主诉症状为下半身臃肿，但如果不深究原因，一味朝着大众需要的消水肿而行，那么短时间的效果呈现势必无法延长作用，也就不容易达到你想要的目标了。

要知道人体是由众多的细胞合并为组织、由众多的组织共构为器官、再由众多的器官组成系统，因此身体的任何部位出现病灶，受影响的绝不仅只是身体的某个部位，那只不过是显露在外的冰山一角，只有找出深层因素，才能协助人体真正获得健康。由此可知，疗愈启动并非单一路径，应全方位探究，抽丝剥茧探其所需，若身心状况舒缓了，压力释放了，各种问题必将得以改善。

无论外貌或是体态，只要多关照自身所需，开启与细胞间的对话，即可启动自愈本质。人体自愈与生俱在，当生命气息出现失衡状态，我们的身体会主动调整改善，所以人体的各种显现，绝对是有来由的，那可能是身体要点醒你的"话语"，此时不妨好好地审视自己，放缓生活的脚步哦！

郑雅文 *Vivian*

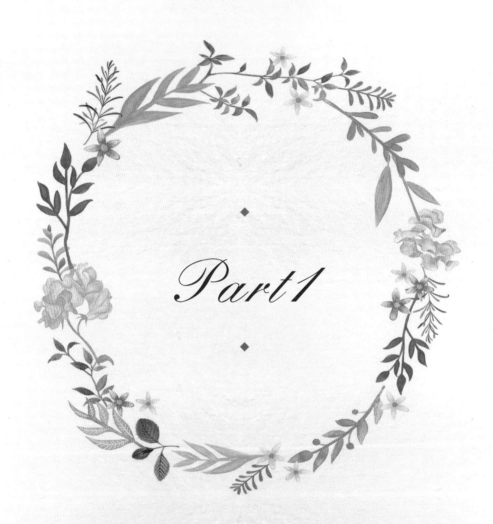

Part 1

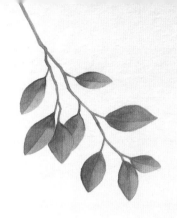

谈塑身之前，先了解芳疗

· 芳香疗法的演化
· 生活里的芳香疗法

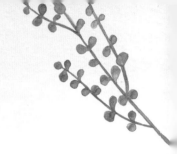

芳香疗法的演化

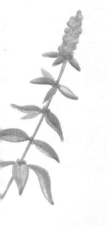

　　芳香疗法与大自然里的植物有关，植物通过种子、花朵、枝叶、根茎等，向世间散播香气并孕育美好的生命，人们再通过采集植物获得身心的疗愈力量。特别是在春暖花开之际，每当轻柔的春风吹动，万紫千红的花儿仿佛一夜之间彩绘了大地，悄然中透露着生机，芳香中散播着费洛蒙独特的信息，霎时蝶类飞蛾忙着授粉，辅助植物的生殖繁衍。生命凭借种子的旅行，开启了崭新的征途。

　　一般来说，果实类种子多经由动物啃食后排泄传播，较轻或具辅助"翅膀"的种子借助风力

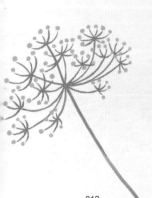

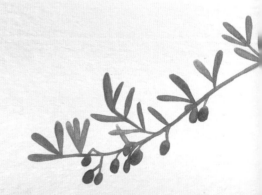

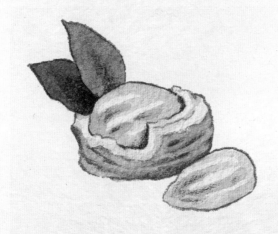

飘荡至较远的地方。而生长在海边或河流边的植物，则通过水的力量，将生命延续至千里之外。有些种子能够自力传播，以迸裂弹跳之姿进行新生；又或者利用自身的重力作用，让种子直接掉落地面。

有了雨水的滋养，幼苗奋力往下扎根，新芽同时也恣意地朝着光源探头，只待阳光、空气、水及时间酝酿，根茎叶茁壮成长，直至春风再次吹拂，春光乍暖，姹紫嫣红，生命又将再次循环。

正因为大自然的演化瞬息万变，生命脉络交错相依，人类与植物已然密不可分，随着植物的迁徙，人们在采撷应用上也越显多样性。千年前的人类不仅逐水而居，更依赖植物的富饶而生存，人们将植物纳入日常的食衣住行。他们用树干建筑家园，采花朵叶脉装点家居，取蔬果、种子果腹以维系身体机能，植物之于人们已不单是生命的支持辅佐，更从植物身上看到生命的强韧。

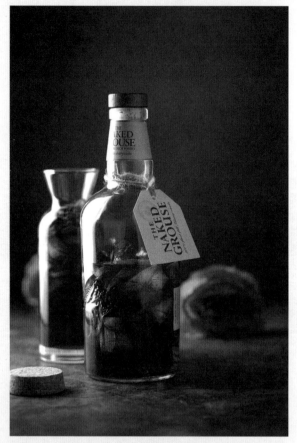

　　从古至今，人类享受着自然界赋予的无私，古埃及、古印度及古中国的悠久历史记载着植物疗愈的众多功能。近代科学越趋发达，人们能够在显微镜下发现植物的秘密，了解这些蕴藏在植物不同部位的挥发物质（也就是精油）。人们运用各种萃取方式取得这些具有疗愈挥发性的精油分子，并结合各种挥发性或非挥发性物质，如植物油、脂类、町剂等介质，利用按摩、吸嗅、浸泡、湿敷、薰香等疗愈方式，协助人们获得植物般的周全防御，通过植物香气，引领人体感官回归纯粹。

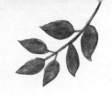

古埃及的奇斐（Kyphi）香氛疗法

大自然里的香气不仅只是香气而已，伴随着人类的进化，香气已在时间的恒流里交织出众多的传奇。早在公元前 6000 年的古埃及，人们已经开始利用香草植物来治疗各种身心疾病。直至公元前 4500 年，古埃及人为了祈天祭祀，摘取各种植物，以乳香、没药、肉桂、穗甘松、菖蒲、雪松等作为祭典的献礼，甚至用以保存尸体。

Kyphi 香氛在古埃及盛行，是埃及艳后每日临睡前的必备香品。对古埃及人来说，点燃焚香是他们每日例行的仪式，也是古埃及人对于香味的礼赞。清晨通常以乳香揭开序幕，白昼时分点燃没药以助诸事平顺，晚间便沉浸于 Kyphi 的绝妙香氛中，以获得身心安宁。

Kyphi 香氛给人一种温暖美好的感受，犹如缤纷且层次丰富的花海，传递温暖、香甜、辛辣与幸福的感官知觉。其配方在民间一座荒废的古寺的斑驳壁层中被发现，Kyphi 以野生有机草本植物为主要素材，成分包含葡萄酒、蜂蜜、番红花、檀香、乳香、没药、晚香玉、姜根、玫瑰花瓣、柠檬草、豆蔻等，其味觉温润丰富，让人感受到温暖的拥抱，身心得以放松。

此外，古埃及人更相信 Kyphi 对于消逝的性欲也有助长复燃的功效，因此常被伴侣们用作夜间燃香的首选。Kyphi 不仅只是香氛，它也是一种防腐剂、香油及止痛剂。

古埃及人对植物的认知与应用影响了整个中东，遍及地中海。当时强盛富有的巴比伦帝国，在建造庄严寺庙时，以香水混合砂浆雕塑成石块，这种技术传至阿拉伯，也造就了清真寺建造工法的进阶。而后，公元前 960 年，所罗门王在耶路撒冷完成了以松木及香氛石块建造的雄伟庙宇。

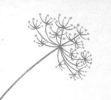

自古以来，世界各地都有植物疗愈的足迹

不仅古埃及人，古印度文明也集结了印度本土药草及香草植物，根据阿育吠陀（Ayurveda）的整体医疗概念，广泛应用于修行理疗、灵性加持、瑜伽、冥想等，并结合热油运用于按摩疗愈，辅助医疗。

而在远古的中国，在人类懂得生火之前，野兽鱼虫都得生吞活吃，因此容易生病。随手采摘野果充饥，都得冒着很大的风险，不幸吃到有毒的植物，轻则腹痛腹泻，重则毒发死亡。幸有神农氏尝百草，成就了中医的智慧源头。2700多年前，出现了药用植物经典《黄帝内经》，著名的《本草纲目》也记载了2000多种药用植物，奠定了中国古代医学的基础，并流传至西方。今天我们常用的市售白花油和各式药油也均含有植物精华油成分。

古罗马人延续了古希腊的医学知识，并广泛运用于卫生、医疗、美容及澡堂文化之中，让整个城市充斥着香膏、香粉、香丸、香精，以及各式疗愈按摩油脂的香氛气息。在东西贸易开通之后，古罗马人开始从东印度以及阿拉伯等地进口新品种的芳香植物产品，让西方的香味种类大幅扩增。

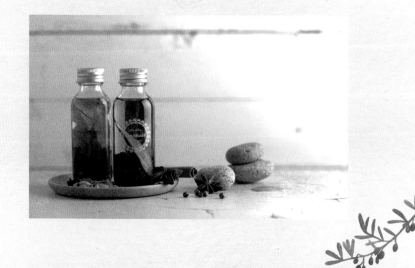

在欧洲中世纪，黑死病蔓延的时代，人们发现点燃精油制成的蜡烛、在身上佩带香药草或使用植物薰香，皆能抑制病毒的扩散，同时能掩盖环境的异味；当时最流行的方式是以丁香及其他芳香药草做成香丸，用以预防瘟疫的感染。

12世纪，士兵将中东所见所闻带回欧洲大陆，包括艺术、科学、文艺、音乐、农事、医药（炼金术）等，其中，炼金术中的新兴科学概论让欧洲大陆的人们十分着迷，蒸馏技术也大幅提升；人们开始在家中自制蒸馏的香草，让大自然界的植物与人类的生活更贴近了，植物应用开启了新纪元。

与医疗结合，全面开拓植物香气的疗愈性

在众多研究植物的专家中，有一位"改变精油市场的天才"，名字是阿威西纳（Avicenna），这位医生拥有450本以上的著作。当他发明了第一支装置于蒸馏锅炉与凝聚桶之间的冷凝器后，大幅改变了古式蒸馏器的结构，将蒸馏工艺发展到极致，也让精油工业进入全新里程。

在欧洲，18世纪是欧洲药草的全盛时期，那时的医疗仍全部使用植物萃取的精油，直至18世纪末才广泛地将实验化学应用在药学上，合成药物因此取代了天然药草，植物疗法从此被视为另类医疗，而从主流医学中退出。

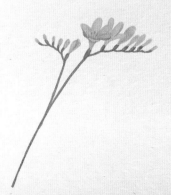

然而，时至今日，凭借植物自然特性起到身心保健功效的芳香疗法，已被正统医疗及自然医学认可。英国、美国、法国、德国、瑞士、澳大利亚、日本等国，早已将芳香疗法推广于生活理疗，并已积累许多的临床经验，芳香疗法被广泛使用在医疗院所、居家照护、沙龙 SPA、学术研究、民生用品定香以及饮食疗愈中。

　　根据其群体背景不同，芳疗可细分为"医学芳疗""学术芳疗""美学 SPA 芳疗"和"民生应用芳疗"四类。无论是哪种定位，芳疗所使用的大自然精粹都需要通过调剂配制，以不影响人体健康的合宜方式进行。

　　通过"吸嗅"调整情绪，稳定神经中枢，以"按摩"重拾皮肤体表感触与感觉神经作用，用精油调制"涂敷"加速或缓解人体机能运行，以"浸泡"协助改善人体血液循环。这些都证明了植物精油的力量，也将芳香疗法推动至疗愈新纪元。

　　目前，芳香疗法已融入我们的生活，日常生活用品中，如清洁品（牙膏、肥皂、洗发精、居家清洁喷雾等）、保养品（乳液、面霜、防晒）、烹饪（纯露、香料、花草茶饮）、薰香（香水、香氛喷雾）、卫生防护（杀菌、修护）、日常保健（漱口油、止痛剂）等，都可见到植物精粹或是精油添加，除了增添香气外，更替代了原有的合成香料，让香气更自然纯粹。

　　本书中提出的疗愈方针，除了定点式局部照护，更有全面性调理整合，芳疗塑身就是一类。即以芳疗生活形态为基准，施以芳疗塑身功能，调整生理心灵的和谐，当新陈代谢回归正常了，人体系统能够平衡运作，又怎会有额外的负担呢？请用轻松的心情，运用书中的芳香疗法辅助你更了解自己的身体，进而追求更适合的身心体态吧。

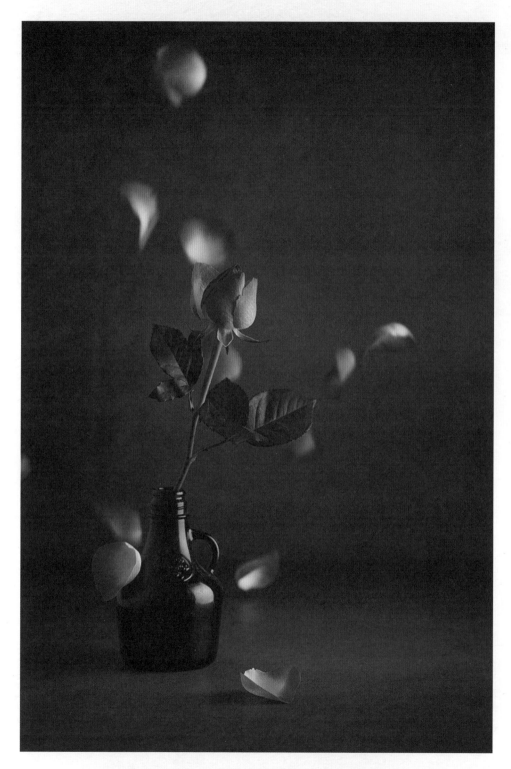

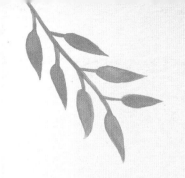
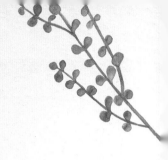

生活里的芳香疗法

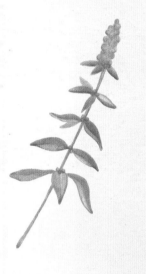

你可曾亲手种下植物，手中留有泥土的馨香？你可曾在剥除甜橙或橘子后，嗅闻手指间酸甜的气息？你可曾在品尝餐点时，发现迷迭香与玫瑰的踪迹？你可曾深深吸嗅衣物曝晒后留下的温暖阳光的气息？

谈精油使用之前，如果能慢下脚步观察，你会发现各种香气弥漫在我们周围，它们也具有疗愈的效果。在日常生活中，我们可以根据衣、食、住、行区分，或以喜、怒、哀、乐辨别香气。让我们一起展开嗅觉的感官之旅，找寻当下最需要的缕缕香气吧！

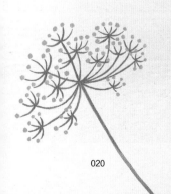
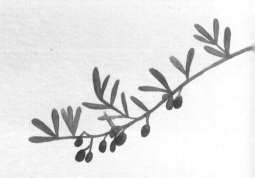

衣的气味

衣物的香气或许少有人提及，然而，衣物洗涤后残留的气息却是儿时难忘的回忆，衣物面料总有专属的气味，混合了洗衣粉的味道后，就又别有一番风味。比如，棉料柔软纤细，最容易夹带洗涤的香气；麻料在洗涤过后，还夹杂着细微的稻草馨香；皮毛面料蕴含原始的动物气息，狂野气味混杂着洗洁气味，交织出独特的混搭气息；而尼龙气味独特，洁净香氛不易渗透，依然保有尼龙本色。然而，当时至盛夏，所有的气味都将暗淡，只剩阳光曝晒后的炙热气息。

食的气味

食物的滋味不只在舌尖味蕾，还包括触觉和嗅觉。你是否有这样的经历，当你因感冒鼻塞而暂时失去嗅觉的时候，也会觉得食之无味，减少了用餐的兴致？在孩提时期，是否曾有让你难以下咽，但大人们却偏爱的气味呢？

其实，结合味觉、嗅觉及口腔触觉，才能整合体验食的滋味。英国BBC电台就曾录制过一段影片，对象为当地的大学生，每位参与者必须在眼睛紧闭且捏紧鼻子的状态，开口品尝主持人递上的不明物，入口的刹那，只听到"粉粉的""刺刺的""辣辣的"的描述，但就是没有一位能够确切地说出食物正确的名称。当主持人要求大学生们松开捏住鼻子的手时，大伙儿不约而同地惊呼着："肉桂！是肉桂！"是呀，尽管是气味如此鲜明强烈的肉桂，当欠缺了鼻腔嗅觉的辅助，也难以辨别出来，由此可知嗅觉和味觉的关系有多紧密。

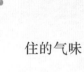

住的气味

住宅的气味多与居住者的生活息息相关，犹记得儿时随妈妈回到新竹外婆家，初踏入门栏总有一股专属于外婆家的味道。是呀！是外婆的那锅卤肉，填补了远嫁他乡的思乡之情；端坐沙发，那独特的铁锈气息总不知不觉地贯穿鼻腔，敲打着辨别气味的海马回，那是外婆家里的灯泡，就是圣诞节用来装饰缠绕的线状灯泡，灯丝的气味混杂着铁丝的气息，对当时的我而言，是再好玩不过的游戏了！每当完成一条线状灯泡，外婆总让我插上插座做测试，当线圈一通电，不仅眼前的色块闪耀，那线圈过电的气味即挥散而出，好似呐喊着新生的喜悦。

行的气味

行的气味最为诡谲，你可想象过在人潮拥挤的客运车站，一位穿着浅蓝套装的女白领迎面而来，在擦身而过的刹那，该是什么样的气味掠入鼻腔？是清晨洗涤用品的清香，还是喷洒于发梢的优雅花香？是特地装点的薄妆馨香？还是短暂驻留的早餐店的气息呢？

客运车厢里的人熙熙攘攘，通过气味能够辨别出每一位旅客的前一个驻足之地。车厢到站开门声响起，一股不算淡薄的市场气息随风而来，带着叶菜与萝卜的气味，只见一位双手挂满塑料提袋的阿姨疾行进入，抢坐在距离我不远的地方，这会儿空气中又多夹带了些许鱼虾气息。起身让位给一位约70多岁的奶奶，扶她就座的同时，鼻腔吸嗅到的是一股浓烈的医院气味，不经意看到药袋，我便得知气味的由来。

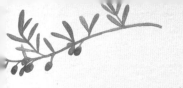

　　开拓日常生活中的嗅觉练习，找出专属自己的气味，探索什么样的气息能够让你感受到心安，抚平心绪，驱逐阴霾，带来希望，退去担忧及恐惧。这些气味不仅只存在于家居和衣食住行，更存在于四季之中。

绽放于四季里的香气

　　缕缕馨香总在不同的季节绽放，不仅装点了大地的美丽，更推衍了生命的脉动。对植物本身而言，香气是为了保护植株生长，驱逐动物啃咬，花朵弥漫在空气中的清香，是为了吸引蝴蝶飞蛾前来吸食花蜜协助授粉，以繁衍后代。植物的生命充满了坚韧，香气让人流连不已。

　　我喜欢在初春松动土壤，在窗前种下不知名的种子，随手沏一杯薄荷甘草，让清凉带甜的茶液缓缓地流淌于舌尖，思绪万千，想象着数周后窗台的景象，是一片嫣红，还是五彩炫丽，抑或是绿意盎然？这些未知反而让人充满期待与幻想。

　　当春风送暖，空气里弥漫着的杏桃花香逐渐驱散了严寒。春天的气味弥漫新生，除了拥有丰硕富饶之意，也夹带着变迁与不安定的气息。一月梅花、二月樱、三月海芋、四月油桐，不妨放慢脚步置身花海，感受繁花似锦、春意盎然的绚丽，寻找新芽初绽、万物复生的迹象，亲身迎接春季的到来。

　　时至盛夏，何不带着简易的行囊，奔向宽阔的草原，轻抚那波浪摇曳的花毯？静伫其中，贪婪吸嗅那被阳光烘烤后的草香，花儿总是随风荡漾，散发出一阵阵清香。

夏天的花季遍布整个台湾，我喜欢身处布满天际的清新淡雅的五月桐花中，悠闲地在阳明山蜿蜒的绣球花步道漫步，喜欢花东金黄美丽的金针花海、白河夹道木棉花盛开的霞红，以及阳光下闪闪发光的麦田。夏季的空气总弥漫着浓厚的原始气息，褪下了人工合成的香气。

当秋意浓时，覆满落叶的林间小径总让人万般着迷，捡拾着蕴含木质香气的球果，轻捻一片沿道路生长的万寿菊，放置手心搓揉后轻嗅，这般惬意恰如踩踏在铺满枫叶的小路上。

秋天的脚步总是无声无息，直到大地换了新装，才突然意识到秋已到来，秋天充满稻谷丰收的气味，大地寂静，晚霞也更显艳红。百货橱窗里铺陈上代表秋意的红枫，烹调佐料也悄然添加了黑胡椒、五香粉与咖喱，享受凉风轻拂，体悟着入秋的舒适与安然。

冷清的冬季，正是煮壶热红酒的好时机，随意将柳橙、肉桂及丁香等放入升温的红酒中，只见炙热的酒液慢慢升华出果香气息，空气中瞬间弥漫欢愉暖意，不禁让我联想到旅居英国时的寒冬，好友齐聚在老旧的暖炉边，炉上的松枝烧得正旺，连带着温热了壁炉上的肉桂束，沉浸于此景中，即便不饮，心也迷醉。

冬季走在街巷中，鼻腔不时充斥着姜母、米酒与麻油的气息，这气味总能让我联想到孩提时光，寒流中那一碗碗麻油的香气，伴随我到天

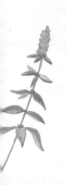

涯海角，那是母爱的力量。

　　无论是日常的气味，还是四季变化的气息，不同的嗅觉练习能唤醒你对环境及生活的敏锐度，进而开始觉察自己的身心是否安稳，是否处于舒适的状态。如果身心安逸，没有过多压力需要纾解，身体就不至于累积过多的脂肪或毒素。情绪及压力会不知不觉地显示在你的体形上。

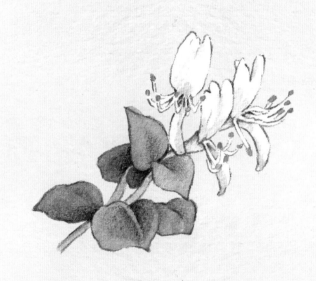

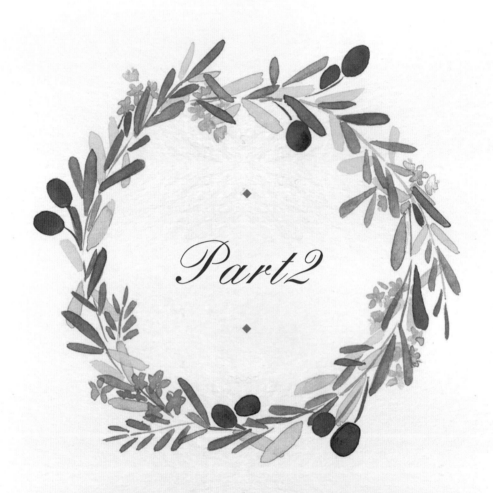

Part2

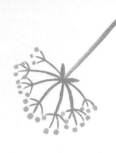

芳疗塑身漫谈，
认清脂肪真面目

· 人体脂肪从何而来?
· 脂肪积聚是因为身心过度紧绷
· 盲目减重，不如提升基础代谢率

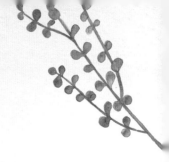
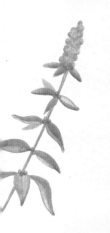

人体脂肪从何而来？

只要提到"塑身""减重"，大家普遍都会想到"脂肪"这两个字，现代人对于脂肪闻之色变，避之唯恐不及，甚至恨不得想立即驱逐它，视它为大敌。在谈及芳疗塑身之际，理应先行探究脂肪的秘密，才能够正确认识脂肪，留下好的脂肪，同时驱逐坏的脂肪。只有透析脂肪的奥秘，脂肪的去留才将由你做主！

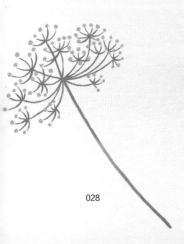

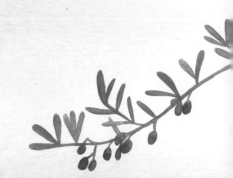

人体脂肪属于体内松散性结缔组织，由内含有大脂肪滴的脂肪细胞组成。主要分为白色脂肪组织（WAT）及棕色脂肪组织（BAT）两种。

白色脂肪是细胞质中存有大型脂肪滴的储藏型细胞，主要分布在成人的皮下组织，皮下和内脏脂肪多属白色脂肪，也是美体塑身时想极力摆脱的组织。而棕色脂肪是一种代谢型细胞，富含细胞能量来源的线粒体，分布于人体的肩胛、颈背、锁骨下与心脏周围，主要用以燃烧能量、产生热能，以增强人体代谢，调节体温且平衡人体所需。

科学研究指出，棕色脂肪多存在于婴儿体内，仅占成人体重的0.1%，由交感神经控制，燃烧产热转换10%~20%热能，协助增强人体基础代谢，也可用来减少白色脂肪囤积，有助于燃脂代谢。至此，你是否看出了端倪？只要增强棕色脂肪的活跃性，减脂塑身就不再是空想。刊登在《新英格兰医学期刊》的研究指出了三种有利于增加棕色脂肪的方式：

1 改变温度，增加棕色脂肪的活性

研究指出，气温降低时，棕色脂肪组织的活性将会高升。曾有研究测试，让人体连续6个星期、每天待在17℃的房间内2小时，或连续10天、每天留在15~16℃的低温环境中6小时，结果显示，棕色细胞活性有显著增加的趋势。虽无法证实其因果关系，却呼应了另一学说——"发抖有助于燃烧脂肪！"

2 运用饮食效能，刺激棕色脂肪细胞的性能

通过增加交感神经刺激物质（如儿茶素、咖啡因），增强棕色脂肪细胞功能。此法时有耳闻，然而要适可而止，否则交感神经刺激过度将易导致睡眠障碍或内分泌失调，如此将不利于健康。

3 运动刺激激素，活化棕色脂肪细胞的特性

每周适度运动，人体会分泌去甲肾上腺素（Norepinephrine）及鸢尾素（Irisin）等激素，两者皆能有效活化棕色脂肪。然而相关研究指出，目前仍未能证实哪种运动特别能够刺激棕色脂肪活化，所以建议大家依自己的喜好及耐受度，选择能长期坚持的运动项目即可。

人体运行无论动静皆需能量，尽管棕色脂肪与白色脂肪各有所长，但是两者的首要功能在于供给能量，维持各系统、器官、组织、细胞的新陈代谢，只有新陈代谢正常，人体才能正常运行；人体一般所需能量有 10%~35% 由脂肪供给，因此脂肪的存在极其重要。然而，若脂肪含量超过所需，在身体某些部位囤积，便会影响身体形态与生理健康。

其实，脂肪正在保护你

人体脂肪是判断健康的表征，数量多寡或储存的部位都有其含义，脂肪的存在是为了保护它所依附的个体，在内脏周围形成具缓冲作用的防护网，以保护体内的重要器官。当人体循环不佳时，脂肪将储存在皮下，防止体温散失并维持温度恒定。换言之，若人体代谢机能降低，脂肪只好聚集相依。

脂肪的存在除了主要保护内脏与器官之外，人体赖以维系美丽与健康的激素，其主要的来源之一也是脂肪，因此，如果采用激烈的方式进行瘦身，当脂肪锐减，其后果必将影响身体机制，甚至造成生理紊乱，继而发生月经周期不调、闭经、不孕、衰老等现象，如此将全面性影响人体的身心健康。

Column
个案小分享

　　曾有一位女性朋友，31 岁，银行职员，长年失眠，月经不调，有痛经及经前症候群现象，因此前来寻求芳香疗法的帮助。

　　经过芳疗咨询过后得知，其综合症状发生于 28 岁那年，初嫁为人妇，为能与先生同住而向公司申请调区转职，然而新单位并不像原单位和睦，表面看似和谐，暗地却是波涛汹涌、分派较劲。这位女士夹在两派之间如履薄冰，精神高度紧张，夫家两老又频频催促生育，婆婆甚至每日两餐炖补，希望她能改善体质，尽早受孕。

　　半年过去了，她孩子没怀上，体重倒暴增了近 12 公斤，体重上升的原因包括上班及心态的种种压力，她因拒绝婆婆给予的补品而家庭不睦。老公的沉默，加上业绩未能达标与公司人际关系摩擦的多重压迫下，她痛经伴随头痛的状况反复出现，看遍中西医，症状仍不见改善，人倒更显臃肿了。

　　在好友的推荐下，她开始购买据说功效显著的减脂食品，刚吃了一盒，她的体重就减少了 4 公斤，这样的效果让她十足欣喜，故又购买了 3 个月的分量，1 个月过了，她总共瘦了 8.5 公斤，体重的变化明显到公司同事想知道她到底吃了什么神奇的东西，殊不知她却因为夜夜无法入眠而苦不堪言，三四个月后，她已瘦到接近预定目标，却也感受到减肥产品的副作用。3 年后，她经期紊乱，肚子闷痛，偏头痛，加上夜夜不能成眠，让她工作效率锐减，为此烦心不已。

综上所述，当人的情绪压力到达顶点，难以负荷的身心必将竭尽提醒，表现为脂肪囤积、身体肿胀、情绪起伏、失眠、经痛等症状，那是在告诉你该缓下来休息喽！所有的不适只是表征，深埋内心的压力与痛楚，才是核心根源！

了解个案需求后，我为她规划了芳疗照护，分日夜两类，日间以提振精神为主，辅助思绪得以清晰和缓，轻松处理待办事务！而夜间则缓压舒心、安适舒眠，借以储备隔日的精力！

上述精油放置滚珠瓶中，分日夜涂抹使用。1周后，个案主动来信告知近况，说她这周经历了神奇的转变，不仅白天能够清晰敏捷地完成工作事务，夜间回家后还有余力烧个小菜，分担婆婆做晚饭的辛

| 精 油 选 用 |

· 日间 ·

甜杏仁油 10mL
柠檬 3 滴
澳大利亚尤加利 2 滴
迷迭香 2 滴
绿薄荷 1 滴

· 夜晚 ·

黄金荷荷巴油 10mL
橙花 2 滴
甜橙 4 滴
岩兰草 1 滴
土木香 1 滴

劳，婆媳俩在厨房闲聊，晚餐的氛围也呈现出前所未有的温馨，连平日婆婆烧饭她洗碗的模式都有所转变，让她觉得心里暖暖的。总之，这周她睡得好、吃得好，与一周前的模样有着巨大反差。

第二阶段的芳疗照护，将着手其恼人的经期混乱与激素失衡等症状，在经由医师诊断其综合状况无相关禁忌后，我为她调配了用以全身按摩的精油。

这种精油调配是为了协助找回原有生理周期，虽然个案自诉激素分泌失调，但是，芳疗照护对于其症状并不会单一作用使激素分泌增加或抑制。因为人体激素的丝毫波动即足以改变人体生理运作，因此任何芳疗调配都不应直接干扰其运行，这样对于人体而言才较为安全。

| 精 油 选 用 |

黄金荷荷巴油 18mL

月见草油 2mL

玫瑰天竺葵 3 滴

快乐鼠尾草 2 滴

花梨木 2 滴

黑胡椒 2 滴

无法直接针对激素进行调整，又该如何给予协助呢？根据人体系统交互作用，人体运作依赖内分泌及神经两大系统相互协调，以恒定机制维系人体健康，故当欲协助激素状况，只要稍微"调节神经律动"，内分泌激素即得以自行协调，从而改善其失衡现象。所以，此次调配采用能够协助稳定激素机制的月见草油，因其油脂较为浓厚且不易推动，故取 10% 与荷荷巴油作预调配。

为时 90 分钟的全身按摩中，我发现她的两侧肩臂骨骼内旋，颈背斜方肌因长期伸展而略显僵硬，对侧胸大肌则因挤压而较无弹性，右侧腰部皮肤清晰可见损伤后的横向纹路，应该是腰部数次扭伤未能痊愈而留下的印记，骨盆明显右侧高于左侧，完全呼应她爱跷脚的习惯，导致双腿浮肿、四肢末梢冰冷，呈现循环不佳的表征。

她身体承受的压力很大，总是闷着胸廓战战兢兢地呼吸，影响了生理的和谐与频率，让肌肉少了该有的肌力，致使脂肪囤积。

按摩后，我本想扶她坐起，却见她默默无声地哭泣，我留给她独处的空间，为她沏上一杯舒心释压的康福茶，待返回理疗室只见她已自行坐起，虽然眼眶微红却对我露出微笑，她告诉我在睡梦中她到了一个美丽的国度，感受到阳光和煦地照耀，和风轻轻地吹拂，她感受到大气给予她深深地温暖拥抱，那支持的力量让她不再恐惧，使她能够深深地吸气，允许胸膛"豪迈"地扩张，直到注入一股暖意，这才感受到长久遍寻不着的爱，稳稳地深植在心底。

3 个月后，她突然出现在我的课堂中，只见她气色红润，频频点头，呼应着我课堂上的言论，下课后她跨步朝我走来，我确信她近来过得不错，因为那样貌与气场已与 3 个月前判若两人。

她开口的第一句话，就让我情不自禁地把她拥入怀中，她开心地说她怀孕了！这是多么不容易呀！她说，3 个月前的调理让她变了，身边的人也发现了她的改变，她开始懂得好好照顾自己，好好为自己吃下每一口食物，让自己在呼吸吐纳之间掌握了无穷的力量。

由于她的笑容变多了，事情应对也柔软了，慢慢地发现自己的体重逐渐变化，裤腰松了、肩线下滑了，长久拼了命也驱之不散的脂肪，居然在她身心放松的时候悄悄地消失了，之后更连月事也正常了。直至数天前她略感身体微恙，看过医生后才得知喜讯，就迫不及待地赶来与我分享！真是得来不易！不仅只是那等待已久的孩子，还是那长久被忽略的身体，终于被看见、被疼爱，这才是弥足珍贵的！

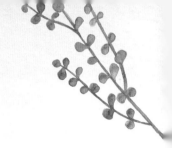

脂肪积聚是因为
身心过度紧绷

就神经传递与内脏机能的表征而言，脂肪囤积的部位有其目的性，往往代表着全面或局部的循环不佳，又或者代谢不良。全面性因素通常与生理状态有关，而局部脂肪囤积多受到生活方式或日常习惯的影响，例如，"淀粉控"的脂肪将会囤积在躯体，尤其淤积成"扎实型腹腔脂肪"；高涨的情绪与压力也会导致内分泌失衡致使"全面性肥胖"。因此，当谈到脂肪，不应只就脂肪多寡考量，而应区别判断其原因，加以移除，身体才有机会调整改善。

就芳疗的心理层面而言，脂肪的存在代表着人体的需求，代表着"承担"与"不愿意放手"。因为人体脂肪的需求来自恒定机制的判断，如果常处在压力或紧绷的身心状态下，代表能量与养分的脂肪必将不会远离。

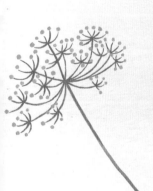

所谓"承担"与"紧握"，与人体内部流动相关，内部的流动包括体液（血液、淋巴液、组织液）以及"气场"，流动的因素不仅来自生理健康的影响，更包括了心理情绪的舒畅。生理舒适与人体流动息息相关，情绪起伏也会左右人体流速，而当流动趋于停滞，生理与心理的健康势必更加紧张。流动失衡则人体新陈代谢必将受阻，脂肪囤积即属于其症状。

为了使人体内部的流动顺畅并释放身心压力，芳疗应用就是一个很好的辅助方式。芳疗可根据人体的外形表征、气息呈现、脂肪囤积及形成原因探究，通过咨询规划调整其不良习性及生活方式；通过循环促进新陈代谢，维系机能恒定，协助人体改善心血管循环及淋巴循环；通过循环的促进，供给人体热能所需，并寻求内分泌和神经系统的稳定，以维系人体健康。

谈到脂肪，或许生理因素的原因难以立即改善，然而，心境转变可以瞬息改变一切。如果凡事沉稳以对，则人体心肺将不因过度起伏而干扰神经系统；如果正向思考以对，则情绪心境将不致蒙上忧愁；若能随性自在而为，则生活契机势必更加宽广；若能勇于探索尝试，则生命淬炼必将温暖有爱。

6 种脂肪类型

人体身心状况足以左右脂肪累积，故综合生理与心理因素，将脂肪样貌分为 6 种脂肪类别，每种脂肪囤积各有其成因，可以回溯并探讨其原因，可能来自生活习性、饮食习惯、日常作息、生理或情绪感官等。当然您也有可能同时符合 2 种以上类型，不妨依循脂肪囤积所在，从身体和心灵探究，即可找到应对的祛脂方式，并调配专属于你的燃脂塑身精油哦！

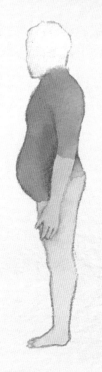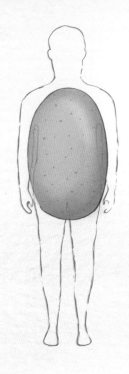

脂肪类型 *1* 马铃薯形

| 外形表征 |
典型圆身，脂肪主要囤积于脖子至下腹部位。

| 气息呈现 |
神经情绪较为急躁，精气神不佳，气息流动趋于缓慢。

| 脂肪形成因素 |
饮食成因，多属淀粉囤积过量，摄取量超过身体所需。

| 祛脂方式 |
控制淀粉摄取，增加运动。

| 推荐精油 |
黑胡椒、葡萄柚、维吉尼亚雪松

Column
个案小分享·马铃薯形

　　43 岁的事务所职员，整日忙碌好像没有尽头，每日努力完成所有托付，工作尽心尽力，怕领导或同事看不见自己的好。但多年来仍未晋升，人际关系也不似想象中的好，反倒因为过度压抑与烦琐的日常工作影响了身体健康，身材日见臃肿，好像总闷在胸膛的情绪幻化成了脂肪，一路堵塞着前胸与后背，让她越显笨重，了无生气。

特质表征：

　　为典型的负重型人格，无论大事小事都往肩上扛，过度沉重的负荷压得臂膀只得耸肩以对，刺激了呼吸频率，削减了消化与循环代谢的顺畅。

暖心建议：

　　自身的价值并不全部来自旁人的认可，我们应该关照独一无二的自己。以己为要，探寻自身的需求，翻开青春年少时的梦想，重拾最纯真的初心。

精油配方：

　　选用黑胡椒、葡萄柚、维吉尼亚雪松，调和 2.5% 放入玻璃瓶储存，早晚涂抹于脂肪囤积部位，用以开拓心胸，协助肯定自身价值，让身体自主松动、奔腾流畅。

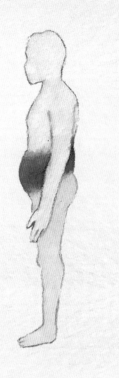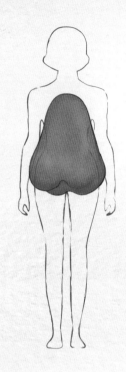

脂肪类型 2 莲雾形

| 外形表征 |

肌力不足，腹部脂肪囤积，身材曲线不明显。

| 气息呈现 |

气虚体虚，精神状况不佳，容易疲累。

| 脂肪形成因素 |

多来自身心压力及焦虑。

| 祛脂方式 |

需减缓压力；锻炼肌力，增进核心肌群。

| 推荐精油 |

玫瑰草、柠檬、樟脑迷迭香

Column
个案小分享·莲雾形

24 岁，大学新生，为了学业而努力。每天都有翻译不完的英文文献与轮番上阵的小组报告，时常为此耽误了三餐，搞到夜不成眠，压力隐藏在胃肠部位，腹部像一个不断加压的气球，充斥着消化不良的气体，脂肪也好像筑墙的堡垒，保护着脆弱的胃脏。精神紧张，压力剧增，严重影响了她的注意力与专注力，让她深陷困顿。

特质表征：

脂肪松软，肌力不佳，整个人了无生机。过度疲惫消耗着人体的能量，高度紧张的神经也影响着消化系统的功能。

暖心建议：

事物的繁忙总属外因，我们应该适时缓下心念，隔绝尘嚣烦扰，倾听内在的本质的声音，专注所有，清静而为。

精油配方：

选用玫瑰草、柠檬、樟脑迷迭香，调和 2.5% 置入玻璃瓶储存，早晚涂抹于脂肪囤积部位，用以放缓心神、收拢自身，凝聚强而有力的力量，实现梦想。

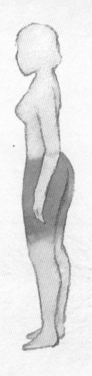
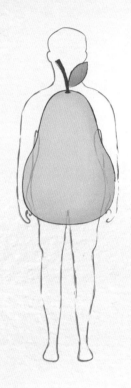

脂肪类型 3　西洋梨形

| 外形表征 |

上半身纤细，下半身臃肿，循环代谢差，脂肪囤积（体脂高），易水肿。

| 气息呈现 |

气血失调，情绪起伏大，容易忧烦操劳。

| 脂肪形成因素 |

多起因于生活方式不良，久坐久立。

| 祛脂方式 |

增强下半身运动，可以泡脚促进循环。

| 推荐精油 |

丝柏、岩兰草、胡椒薄荷

Column
个案小分享 · 西洋梨形

　　45 岁，银行职员，也是 2 个小孩的妈妈。从婚后一年生下第一个宝贝至今，就已经不知道什么是一夜好眠，柜台工作又着实繁忙，日夜齐驱，身心已然精疲力竭，在焦头烂额中不免磨损了耐心。曾几何时，原本引以为傲的玲珑身段悄悄变了模样，或许因为久坐久站，腰腹臀部莫名聚集大量的脂肪，大腿也日渐粗壮。

特质表征：

　　"蜡烛多头烧"是现代职业妇女的真实写照，长期紧绷的神经对身心健康有莫大的伤害，不仅使皮肤粗糙晦暗，还会导致脂肪囤积。

暖心建议：

　　西洋梨形体态者所需要的是适时跳脱出来，短暂离开覆载过度的环境。沏一杯茶，通过气味吸嗅，让有温度的馨香给予我们身体支持，也让自己每天都能拥有专属的时光，一切将会更好。

精油配方：

　　选用丝柏、岩兰草、胡椒薄荷，调和 2.5% 置入玻璃瓶储存，早晚涂抹于脂肪囤积部位，借以疏通排湿，让丝缕动力软化胸腔，注入充沛且蕴含温度的力量，提供给你坚强可靠的臂膀。

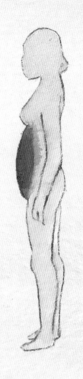
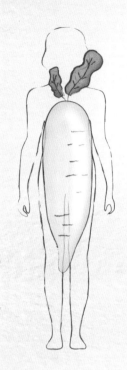

脂肪类型 4 萝卜形

| 外形表征 |

脂肪囤积于胃部及腹腔，伴随腰酸背痛。

| 气息呈现 |

呼吸短浅，氧饱和不佳。

| 脂肪形成因素 |

代谢不良，内分泌失调。

| 祛脂方式 |

放松、缓解压力；增加运动与呼吸训练。

| 推荐精油 |

波旁天竺葵、广藿香、肉桂

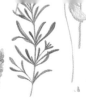

Column
个案小分享·萝卜形

52岁，家庭主妇，拥有美满的婚姻与幸福的家庭，是旁人羡慕的对象。不知怎的，总是无来由地感到不安，总觉得胸闷、喘不过气，更是降低了日常交际的频率，就怕突如其来的焦虑，不知所以。经过评估，这位女士尚无需用药，建议调整呼吸模式、增进人际交流，开拓心胸。

特质表征：

胸膛堆积着无处宣泄的忧伤，无形的不安犹如漩涡翻搅着胃肠，经期的波动好像宣告激素的投降，也导致了腹腔的肿胀。

暖心建议：

生理与情绪息息相关，在漫谈舒压之际，探求生理状况，唯有身心同频，人体才能够和谐运作。激素给予她最主要的支持力量，佐以腹式呼吸，即能提振长久以来被遗忘的动力。

精油配方：

选用波旁天竺葵、广藿香、肉桂，调和2.5%置入玻璃瓶储存，早晚涂抹于脂肪囤积部位，借以调理激素分泌，并夹带暖意以启动排脂活络的力量。

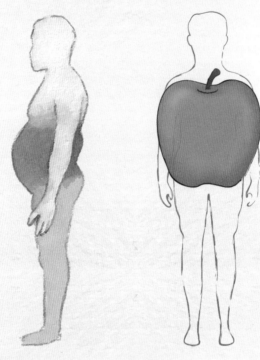

脂肪类型 5 苹果形

| 外形表征 |

脂肪囤积多在腰部及上半身，呈现明显中段肥胖，多为内脏脂肪堆积，较容易导致心血管疾病。

| 气息呈现 |

虚实两极，看似气血旺盛，实则体力难支。

| 脂肪形成因素 |

运动不足、饮食不合理导致（高淀粉）。

| 祛脂方式 |

燃脂，增进有氧运动、核心运动。

| 推荐精油 |

大马士革玫瑰、岩兰草、姜

个案小分享・苹果形

    58 岁，幼儿园园长，从事幼儿教育已近 20 个年头，不仅为了幼儿教育的推进，更因为自己爱极了孩子，每天都在奔波劳累。她的自述谈到，年过 50，身体状况就有了很明显的变化，从延续了 2 年的更年期不适，到停经后的血压飙升，都让她吃足了苦头。时至盛夏，空调房中久待，致使头部及四肢酸疼。腰部脂肪囤积，影响着呼吸与消化，更让体形趋于老态，故不免感叹起年华的无奈。

特质表征：
    大面积厚实的脂肪使腰椎位移前倾，而人体为了肢体的平衡，只得内收肩膀以稳定重心，如此体态将影响呼吸的顺畅与消化道的蠕动，更因胸肌短缩与背部肌肉过度伸展，使身体出现了肌肉酸痛，身心疲惫。

暖心建议：
    宜避免高淀粉的饮食，并规划定期且规律的运动。生命的意义在于对自身的照护，从身心整合着手，沉着内敛，身心安适。

精油配方：
    选用大马士革玫瑰、岩兰草、姜（宜微量调配），调和 2.5% 置入玻璃瓶储存，早晚涂抹于脂肪囤积部位，用以暖心开阔并注入充沛的能量，有助于调节人体，幻化回春魔力。

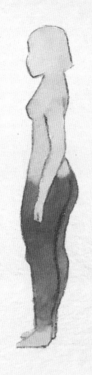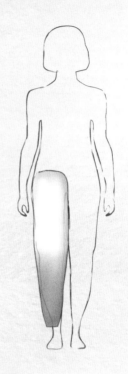

脂肪类型 6　茭白笋形

| 外形表征 |

脂肪囤积于下半身，平铺于臀部与大小腿处，使下肢看来较为壮硕。

| 气息呈现 |

步行沉重，处事较为优柔寡断。

| 脂肪形成因素 |

天生体质的原因，下肢循环不良。

| 祛脂方式 |

释放腿部与足部压力，增进循环。

| 推荐精油 |

快乐鼠尾草、甜橙、肉桂

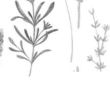

Column
个案小分享·茭白笋形

32 岁，小学教师，多年来总承接低年级的班级，引领着初入学门的孩子们。然而几年下来，职业病悄然出现，不仅喉咙结了薄茧，长时间的站立也已磨炼出"钢铁般"的下半身，壮硕扎实的脂肪覆盖了流畅的肌肉。

特质表征：

壮硕的下半身，每到午后就肿胀难忍，急需休息，没有了早上的活力。

暖心建议：

活络筋脉可增强循环代谢的动能，定期的体能活动是人体健康的主要推手，不仅启动了人体疗愈的本质，更促进了血液及淋巴的代谢，有利于松散停滞聚集的脂肪。当然，每日足浴也是很好的自我照护哦！

精油配方：

选用快乐鼠尾草、甜橙、肉桂，调和 2.5% 置入玻璃瓶储存，早晚涂抹于脂肪囤积部位，用以暖身暖心，畅通长久的堵塞，协助人体的通畅。

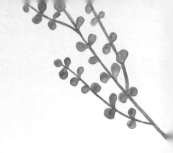
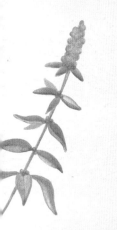

盲目减重，
不如提升基础代谢率

除了找出压力源以及从日常生活、饮食运动着手之外，对于希望减脂让身形更好的你，一定要提升基础代谢率，因为人体健康依赖新陈代谢。新陈代谢能够维持身体正常所需，就连坐着不动也需消耗一定的能量以供给人体运转，故称之为人体基础代谢率（Basal Metabolic Rate，BMR）。

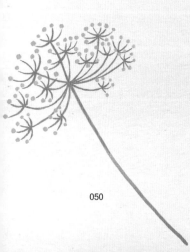
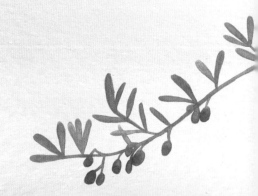

人体基础代谢因人而异，没有一定的标准可言。基础代谢率高的人就算成天什么也不做，也会消耗许多能量，这种状况在体重维系或体脂减少上十分有帮助。但如果基础代谢率差，就算频频健身，甚者节食，也很难控制体重。因此，要谈塑身，就需探究个人基础代谢率的状况，提高基础代谢率，则塑身塑形将不再是空想，窈窕健康指日可待。

人体能量的消耗主要有三个部分，其中基础代谢率占了人体所消耗的总能量的 65%~70%，身体活动所需约占总能量消耗的 15%~30%，而剩余的 10% 则为食物消化所需的能量。对于人体来说，肥胖的因素只有一个，那就是能量。能量的吸收在于摄取量，而能量的消耗就需探究影响基础代谢率的因素，包括性别、年龄、健康、运动、习惯等，它们都与基础代谢息息相关。

一般来说，婴儿时期的基础代谢率最高，25 岁之后将以 5%~10% 的速率逐年下降。因此，你可能会听到有些朋友说："我也没吃什么，但体重就是逐年攀升，真是连呼吸、喝水都会胖呐！"这是因为人体对于食物的摄取量虽然一如往常，但代谢或消耗却持续锐减，摄入多消耗少，人体自然会因为负担增加而越趋沉重了。既然我们知道基础代谢率与肥胖息息相关，就先来算一算专属于你的基础代谢数字吧！

基础能量消耗 BEE 公式如下：
女性 BEE = 655 +（9.6 x 体重 kg）+（1.7 x 身高 cm）-（4.7 x 年龄）
男性 BEE = 66 +（13.7 x 体重 kg）+（5 x 身高 cm）-（6.8 x 年龄）

人体一天基础所需的能量需以基础能量消耗（BEE）乘以个人的活动因子，再乘以"压力因素（请见注*）"，计算公式如下：

人体基础所需能量 EE=
基础能量消耗（BEE）x 活动因素（Activity Factor）x 压力因素（Stress Factor）

案例 01
一般压力的上班族女性，体重 58kg，身高 164cm，年龄 38 岁。则其基础消耗能量 BEE 算法为：

655 +（9.6×58kg）+（1.7×164cm）–（4.7×38）= 1306（Cal）

人体基础所需能量 EE 算法为：

1306（Cal）×1.3（活动因素）×1.0（压力因素）= 1723.8（Cal），即为这位上班族女性每日身体基础能量需求。

案例 02
一般压力的健身房男教练，体重 82kg，身高 180cm，年龄 32 岁。则其基础消耗能量 BEE 算法为：

66 +（13.7×82kg）+（5×180cm）–（6.8×32）= 1872（Cal）

人体基础所需能量 EE 算法为：

1872（Cal）×1.4×1.0 = 2621（Cal），即为这位健身房教练每日身体基础能量需求。

或许有人认为，既然能量的囤积是造成肥胖的主因，那么是否只要大幅缩小能量摄取，就可达到塑身减重的功效？或许此种方式在初期尚可见效，但我相信曾经尝试过快速减重的人都知道，脂肪或体重会在稍后的时期反扑而来。这是因为人体需要一定的能量作为后盾，我们连呼吸或睡觉都需要有足够的能量供给才行，如果每日摄取的养分不足，则身体为了保护你的健康，会大举抑制人体代谢的速率，因此，过度减少能量摄取的话，反而有碍减脂塑形哦！

唯有养成适度运动的习惯，才可实质性地提高人体基础代谢率，身体为获得运动所需的能量，就必须转化体内储存的能量。不过，运动并不等于劳动，运动与劳动的不同之处在于心境与生理！运动或许因为喜爱或是需求，通常属于自发性质的；而劳动，特别是操劳过度或重复动作，会影响身体局部机能与代谢。所以，就算我们工作或家事缠身，都该适时定量地为自己展开个人专属的运动规划。

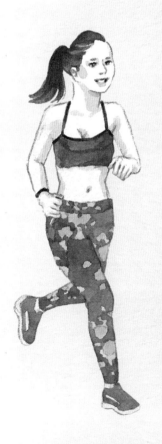

注 *

活动因素

卧床：1.2　　轻度活动：1.3　　中度活动：1.4

压力因素

正常压力：1.0　　　　　　　癌症恶病质：1.2～1.4

小手术或癌症：1.2　　　　　怀孕：1.1

腹膜炎：1.05～1.25　　　　　哺乳：1.4

骨折、骨刺创伤：1.3　　　　败血：1.4～1.8

发烧：1.13　　　　　　　　　生长：1.4

烧烫伤：（30%）1.7　　（50%）2.0　　（70%）2.2

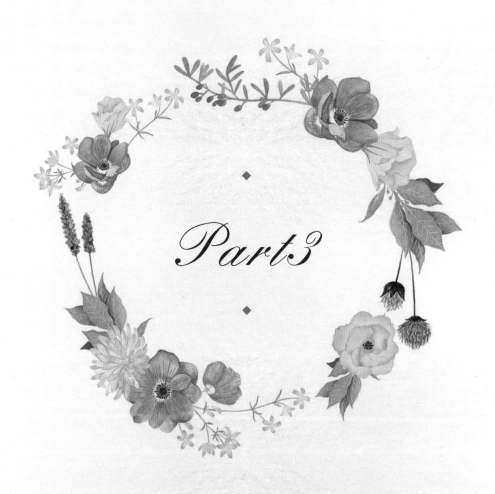

Part3

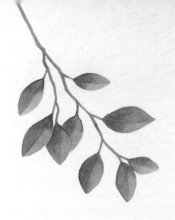

精油基础知识与塑身使用

· 芳疗重整人体机制

· 芳疗带动身体感官苏醒

· 一滴精油的诞生

· 认识精油与调配介质

· 基础油介绍

· 单方精油介绍

· 精油的新陈代谢与香气调性

· 善用芳疗，滋养身体，促进代谢

· 正确调配用油，辅助按摩塑身

· 用香气温柔抚触，呵护自己

· 简单小步骤，按按脂肪走

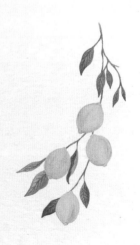

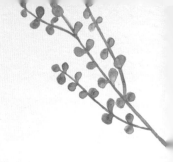

芳疗重整人体机制

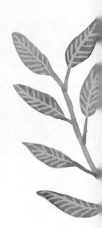

　　芳香疗愈讲究身心和谐，通过香气的引导创造无限可能。人体细胞各司其职，如同一个个小小的开关，无论开启或关闭都有可能改变人体的运作。原子和分子构成富含生命力的细胞，众多的细胞组合成精密的组织，众多组织凝聚成器官，众多器官组成了人体的各个系统，各个系统成就了完整的人体。

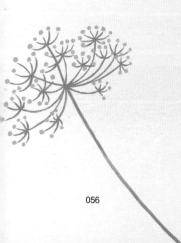
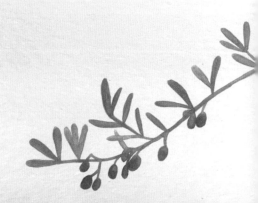

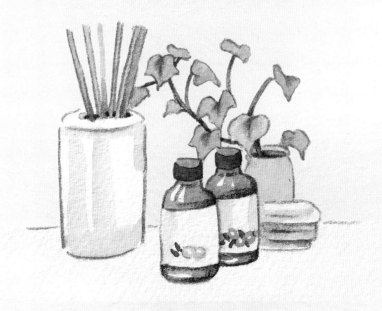

　　我把细胞比作是小行星，它们通过神经传递与外界联系，当外界物质匮乏时，细胞可能会加速生产以供给外界所需；当外界能量过剩时，细胞将暂停供给，甚至"停滞休兵"。提供对外沟通媒介的就是神经，如果神经系统因各种干扰而传递出错误的信息，人体细胞必将失去平衡。

　　因此，稳定神经使人体机制重整，绝对是调控细胞的不二法门，这就要依赖人体神经中枢－自主神经的作用了。自主神经为掌控人体生理的关键，遵循晨昏的自然规律，上午启动交感神经以增进人体活力与耐力；傍晚太阳逐渐西下，再由副交感神经衔接交棒，使人体放松，让机体能在熟睡之际进行细胞修护或分裂新生，细胞得以新陈代谢，更能启动神经网络，加强信息传递的确切性。

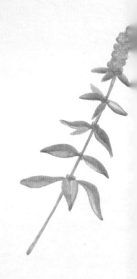

芳疗带动身体感官苏醒

其实，就芳疗而言，情绪和心境会左右人体的身心健康，尽管近代生活环境与数十年前大不相同，科技让我们拥有了更优质的生活，然而生存的压力却在攀升，不同的心境将导引您迈向不同的人生。

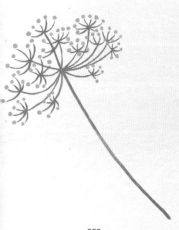
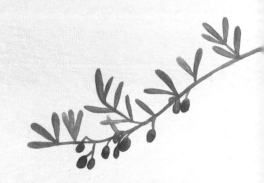

压力是我们惯用的泛称，常听到大家说："最近压力大，哪儿哪儿都不舒服。"每个人对压力的耐受度与身心反应不同，有的人可以自我调节、排解压力，有的人的身体却会改变运作，或是细胞产生变化而引起某些病症，又或者出现代谢不良等状况。脂肪过度囤积在身体的某些地方，也是新陈代谢不佳的一种体现，又可称为"新陈代谢不良症候群"，但是，是否确切为此疾病仍需要专业医疗的评估。

芳疗的本质是带动感官复苏的途径，主要以嗅觉吸收、经皮吸收及口服吸收3种为主，不同的途径有不同的功效。芳疗运用不单只是选择合适的精油及所需调配剂量，更是需要根据个案症状选择精油及精油进入人体的途径，这样才能事半功倍。

精油分子通过嗅觉吸收

人类的嗅觉是既原始又复杂的能力，气味对情绪是有直接影响的！它是我们生存和辨识自我本体的基本条件之一，通过嗅觉，我们能够对周围的事物产生警觉，确保自身安全。香气让我们能够享受生活中的美好事物、使心情愉悦放松，进而促进身心安宁。

当你嗅闻精油味道时，香气分子会附着在鼻腔的黏膜上，此时气味分子会刺激神经纤毛，与嗅觉感受器结合后，产生一连串的神经冲动到鼻腔上端的两个嗅球上（大脑左右两边各一个）。

从鼻腔黏膜延伸到嗅球的嗅觉细胞属于第一对脑神经（嗅神经）的延伸。嗅神经负责传导嗅觉管道途中产生的香味，进入大脑后主要对位于"颞叶的嗅觉皮质"及"边缘系统中的杏仁核"产生影响。嗅觉传导首先刺激到边缘系统中的"杏仁核"，当杏仁核受到刺激时，即会释放不同的情绪反应（信息），包括喜、怒、哀、乐、满足、恐惧等，杏仁核也负责

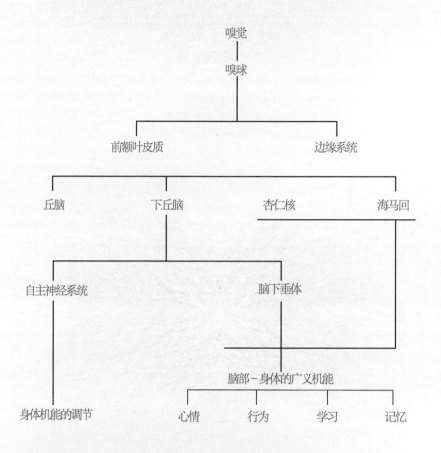

部分记忆功能，通过本身对情绪和记忆的作用，影响着相关的肢体感官及运动，并控制着我们的行为举止。也就是说，杏仁核功能或生理异常，与情绪疾病或性格障碍等有着极密切的关联。

"海马回"负责长期记忆与空间感的建立，并协助辨识出值得储存的感官信息，例如，当我们闻到的某个特殊气味时，海马回即负责分析气味分子，并连接到我们的丘脑。

"丘脑"又与大脑皮质相连，丘脑负责的功能非常多，其中便包括负责控制与情绪的反应。丘脑与下丘脑会通过化学信号影响垂体，丘脑通过感觉神经接收来自身体外界的信息（如气味、触碰、温度等），以及来自

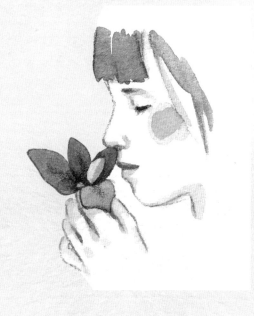

身体各器官传递的内部信息，负责信息的交换与监控。这意味着丘脑负担体内外机能的活动，使身体能够维持体内稳态，包括情绪、心跳速度、血压以及脑下垂体的激素分泌（如肾上腺素等）。

　　"下丘脑"影响自主神经调节内脏活动，控制体温、水分、心跳、血压、饥饿、性欲、月经周期、生物钟等，并通过垂体调节内分泌。嗅觉、光线、压力、类固醇等都对下丘脑有着直接影响。因此，边缘系统与情绪和感受有着极为密切的关系，如忧伤、愤怒、愉悦与兴奋等反应。边缘系统也与个人的创意、学习与记忆有关。

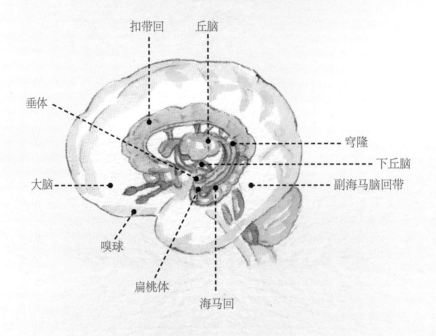

扣带回　丘脑

垂体

大脑

嗅球

扁桃体

海马回

穹隆

下丘脑

副海马脑回带

　　了解嗅觉与大脑的紧密关系后，你就会发现，原来日常生活中的气味分子都影响着我们，如一朵花、一瓶香水以及厨房飘来的妈妈的菜香，都会在我们的心理层面造成深远地影响。这些气味分子通过嗅觉刺激大脑产生激素、神经传导素及神经肽，进而对我们的生理及心理产生影响。近年来，许多心理医生及心理咨询师已着手研究气味对人类行为、记忆与专注力方面的影响，进而把芳香疗法也运用到了不同个案的辅助上。

　　虽然比起视觉、味觉，嗅觉的确是一个容易被我们忽略的部分，但因为它牵动着许多神经细胞，所以我们可以通过芳疗，以香气辅助治疗各种个案需求。对于想要纾压、塑身、减重的人来说，可以把香氛和各种介质混合后涂抹或按摩时使用、制作滚珠瓶或吸嗅棒、与天然素材做成居家香氛，甚至是把香料香草加入日常饮食中，等等，有各式各样的方式刺激嗅觉细胞，让你的身心处于舒适和谐的状态。

精油透过皮肤吸收

除了嗅闻，把精油和不同介质混合，也是常见的芳香疗法。皮肤是人体的第一道防线，也是人体最大的器官，每平方厘米的皮肤里平均含有总长约 3.5 米的神经和总长约 1 米的血管，用以传递信息和供给养分。我们的肌肤可保护人体不受到伤害，上面更布满数百万个汗孔、毛孔，除了能通过排汗等功能来调节体温外，更是芳疗照护极为有利的途径。

精油分子可以数种方式透过皮肤进入人体，我们可以这么做……

1 按摩

舒适的按摩犹如情感充沛的拥抱，肢体的碰触是最直接的抚慰；按摩讲究的并非是精湛的技巧，而在于一双有爱且充满温度的手，通过肤触交叠，抚慰着感觉神经的末端，轻柔的抚慰足以传递舒适的感官知觉，舒缓身心不适。比如，当孩子不舒服时，妈妈的手就是最好的按摩抚慰，额头、脸部、肩颈、背部等的抚触，都有着不可思议的安慰力量。

2 湿敷

湿敷着重水分渗透或温度改变，根据不同的症状提供水分的裹敷，用以补水保湿。也可以结合个人需求，选择温热或冰凉的温度，当发炎疼痛时给予湿敷降温，酸痛紧绷时供以湿敷增温，通过物理温度的改变，给予机体实质的修护与支援。

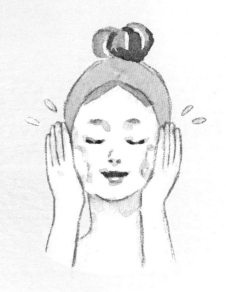

3 泡澡

人体健康需要靠基础循环维护，内在循环依靠心肺功能，整体循环依赖运动推动的基础代谢。但是，现在人们非常忙碌，运动实在难以持续，泡澡便是一件能够促进循环的方式，找到个人合适的水温与时间，再佐以精油及介质，就可以舒服地享受 SPA 级疗愈喽！

4 喷洒

使用精油时，除了以油质当作媒介，水剂的搭配也十分常见。特别是夏天闷热，人们比较喜爱清爽的质地，因此可调制水包油的清爽形态，选择肌肤或空间剂型，挑选合适的纯露与精油，并搭配喷瓶使用，即可尽情挥洒馨香，瞬间开拓香气场域，让身处同一空间的人们能够体验到不同的心情。

5 涂抹

纯精油绝对不能直接涂抹在皮肤上，需要施以合适剂量再通过各种基质调配，才可涂抹擦拭在局部或小范围内。

禁忌须知！不可口服精油

既然精油有这么多效果，可能有人会想，是否也能口服呢？"口服"为一般芳疗的禁忌！主要因为口服的影响甚巨，不仅功效不明显，而且可能给人体带来伤害。让我们先从口服的路径谈起吧！当物质经过口腔吞咽，通过食道进入胃肠，经由小肠吸收进入肝门静脉，于肝脏处进行净化后，再随血液遍及全身。肝脏首当其冲承受负担与伤害，当肝脏过度耗损即容易损害人体健康。

在芳疗禁忌中，有"精油不可直接碰触黏膜"的说法，精油化学分子众多，当未正确稀释的精油与黏膜接触时，黏膜轻则受损，重则改变细胞特性而诱发病症（请见注＊）。

就疗愈的直接性而言，缓解各种不适症状，都应呼应身体所需，回溯病灶，这样才能真正利用疗愈而获得症状的改善。因此，如果为一般性头痛，就可以直接调油涂抹头疼之处，以缓解神经兴奋来止痛。如果肌肉紧绷酸痛，就该针对局部调油轻揉，帮助肌肉伸展放松，即可缓解不适与酸痛。其他如提高免疫力、更年期不适、皮肤过敏、高血压等一般症状，都没有口服精油的必要，因此精油绝不该口服。

范例：具神经毒性，成人口服精油最小致死剂量表（参考值）

胡薄荷	胡薄荷酮 (Pulegone)	0.4g/kg
艾草	侧柏酮 (Thujone)	0.37g/kg
鼠尾草	侧柏酮 (Thujone)	2.6 g/kg
艾菊	侧柏酮 (Thujone)	1.15g/kg
苦艾	侧柏酮 (Thujone)	0.83g/kg
侧柏	侧柏酮 (Thujone)	0.96g/kg
牛膝草	松樟酮 (Pinocamphone)	1.4g/kg

注＊

芳香疗法的毒性程度不仅与精油本身有关，还与使用方式、剂量有关，口服毒性风险最高，因此不应被用于芳香疗法，除非已经过医学部门的确切评估。

当然使用者的年龄也与中毒指数成正比，影响婴幼儿的剂量远远低于健康成人，孕妇、老弱与特殊个体的芳香疗愈也各自有准则。

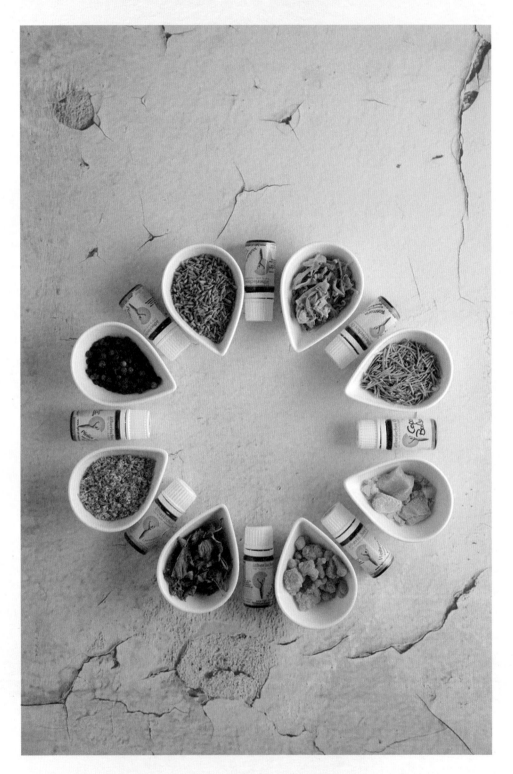

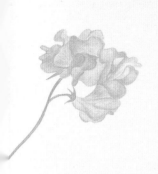

一滴精油的诞生

芳香疗法（Aromatherapy）是 21 世纪才有的名词。法国的化学家雷尼·莫瑞斯·加德佛塞（Rene Maurice Gattefosse）在一次实验意外中烧伤了手部，竟意外发现了薰衣草的妙用，进而在 1928 年首次提出了"芳香疗法"的研究报告。众多临床实证显示，植物精油具有极佳的渗透性，能够达到肌肤的深层组织，并通过吸嗅、按摩等方式，抵达身体需要被疗愈的部位，进而达到理疗的功效。此后，芳香疗法逐渐蔓延至欧美等地并拓展到全球，展开了一系列的大自然疗愈的惊奇之旅。

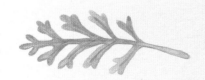

精油萃取的工艺相当繁复，采集植物后，其萃取方式需要根据植物的特性加以判断，以保存植物优良的品质。一般来说，市面上看到的精油多由下列方式萃取而来：

A 冷压法

主要用来萃取柑橘类（果皮）精油，以搓磨果皮的方式进行，大多不需要使用热源，制作简易，所以精油价格便宜，不容易出现混掺现象。但从果皮中萃取的精油水分含量高，因此保存期限较短。另外，因为是直接从果皮取得的，故应选有机水果的果皮，以免农药物质残留。此类精油称为精质（Essences），与非精油（Essential oil）不同。

B 脂吸法

此为最古老的精油萃取方式。大多用于一些较为娇贵的花朵，如玫瑰、茉莉花等。这些花朵在采收之后，本身仍会持续产生精油，所以传统上会采用脂吸法来萃取花朵类精华。制作时，先在花朵底部平铺油脂，再一一平铺上花朵，待花瓣的精华释放在油脂中转为透明之后，再加以替换，数次后即可取得"原精"。只是这样的方式需要耗费大量人工与时间，而生产的精油却不到原料的3%，因此，现在以此法制作精油的寥寥无几，故脂吸法精油十分昂贵，但却最能保留花朵类精粹。

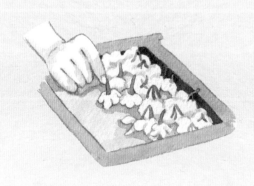

C 蒸馏法

"蒸馏"是萃取精油最常使用的方法，可分为蒸气蒸馏法（Steam distillation）、水蒸馏法（Water Distillation）以及渗透蒸馏法三种。近80%的市售精油是采用蒸气蒸馏法萃取的，流程是将已经处理好的植材放置在蒸馏桶内的筛架上，高压蒸气的通过，让蕴藏在植物内的精油释放出来，一同蒸发至水蒸气中。当这种混合的蒸气沿着导管进入冷凝装置后，蒸气遇冷还原回液体状态，由于密度的差异，即可取得上层的精油与下层的纯露（Floral Water）。

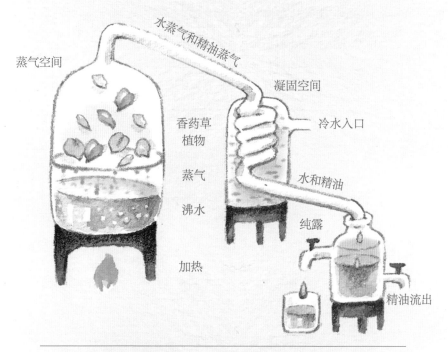

---

*生活里的芳疗体验

蒸馏法并非高不可攀的操作，在日常生活中有许多例子。比如，一般煮汤时，我们会放入已切好的食材，再覆盖锅盖烹煮，等到食材香气弥漫整个空间后，这时打开锅盖，蒸气瞬间奔腾而出，锅盖内残留着遇冷还原成水滴的液体，此时不妨嗅吸一下，你所闻到的香气即是萃取的食材的气息，这就是水蒸馏法的家居体验。而蒸气蒸馏法也十分常见！想想用电锅蒸煮食材的经验，锅内放水再放置欲蒸煮的食材，直到烹煮熟透，打开锅盖之际，一样可从锅盖内的水滴嗅闻到原食物的气味。这就类似于蒸气蒸馏。

D 溶剂萃取法

此萃取法是针对花瓣中含精油分子的花种，如茉莉、百合、夜来香、晚香玉等。由于其分子结构较大，早期传统技术较不易以蒸馏法和压榨萃取法取得，因此改用溶剂萃取法来萃取。

溶剂萃取法是在不同的阶段将花瓣与乙烷或石油醚及苯等溶剂混合，并在整个过程中分多次加入，低温蒸馏；或是添加酒精，摇晃，以除去溶剂，最后即可萃取出固态、不易流动的精油，此类精油花香味浓郁，含有蒸馏法所没有的完整的珍贵成分。不过，溶剂萃取法有个瑕疵，就是"溶剂残留"，溶剂残留不仅会影响精油的纯度，更可能危害人体健康，因此，溶剂萃取法得到的精油绝对不建议口服。

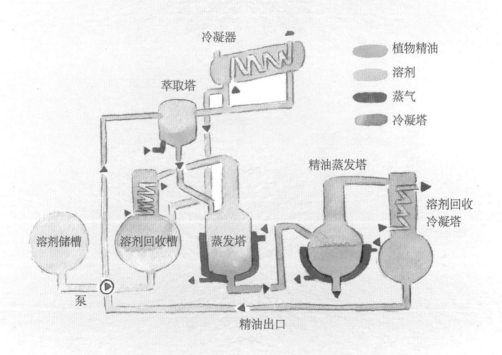

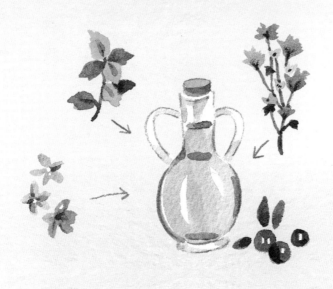

E 浸泡法

古老的浸泡法多用于一些有药理属性的植物，简单处理后，将植物直接浸泡在植物油中，经过时间酝酿，多次替换植物，反复浸泡后撷取精华，即得浸泡油。浸泡油根据其植物特性与浓度不同，可以调整浓度30%~100% 使用，但调配时需注意其气味，避免气味过于厚重而影响精油香气的传递。

＊生活里的芳疗体验

在日常生活中，可经常见到浸泡油在烹饪中的应用。例如，在欧美等国家的超市里，会陈列一罐罐以花草浸制的油品，犹如装置艺术般构筑出一罐一世界的风景，更可以采集植物的风味，增加烹饪的选择。

在我国台湾也随处可见，如剥皮辣椒、腌制酱瓜或菜心，虽然浸泡的主角不同，但都是让植材吸收浸泡液体的香气或咸味，其酱汁也因富含浸泡品气息，同样可为烹饪所用。另外，浸泡法可用于制作各式香料油及药草油，在日常生活中的应用十分广泛。

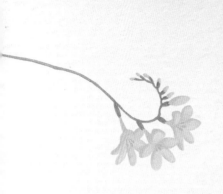
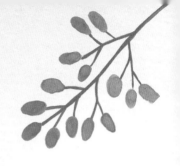

认识精油与调配介质

　　一般来说，精油萃取的素材来自自然万物，就因为精纯，所以需要通过调剂配置才能以安全的方式运用于人体。无论是吸嗅、按摩、精油涂敷，还是局部或全身浸泡，都需先调配合适的介质，千万不可使精油直接碰触皮肤或黏膜，更不可听信谣言用以口服！口服的危害之大，并非你我得以想象，它可能会改变细胞的运作，对人体造成莫大的伤害。

　　因为精油具备亲油性、挥发性、混合性的特质，因此用以调配使用的介质就需要按照其特性筛选，你可以使用以下几种介质做调和，从而了解它们的属性和用法。

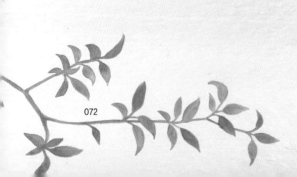

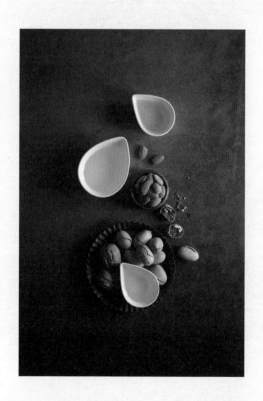

A 基础油

精油调配最广为使用的基底介质，有着非挥发性的特质，能用来调整精油浓度，降低精油的挥发性，促进皮肤吸收并且协助精油分子暂时储存在肌肤表面，以延长精油功效。

B 酒精

精油可以与酒精融合，但要注意酒精的杀菌性与刺激性，通常不建议在一般芳疗中使用。如需用酒精调配精油时，可改用稍高度数的伏特加（约80%），它有着无色无味的特质，可用来当作基剂调制化妆水或环境喷雾。

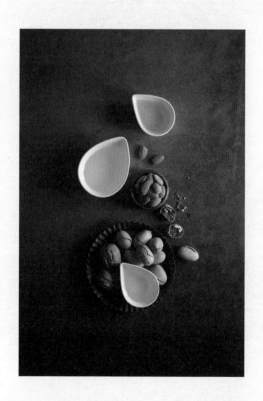

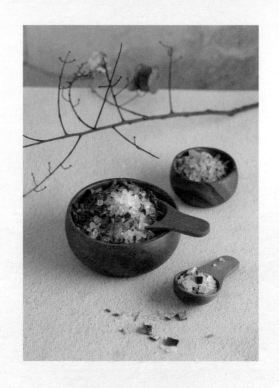

C 脂质

一般多用于替代基础油在夏季泡澡时使用，可采用市售全脂鲜奶（非调味奶），用以协助精油溶解于水中，也有滋润肌肤的功效哦!

D 凝胶

芳疗的调制需要多种形态，以应用于不同季节或场景。当调制液状保湿喷雾或制作凝胶时，可使用市售100%芦荟胶，或以100%的凝胶替代，可以让胶体更为凝聚（例如，酒精＋凝胶＝手部免洗凝胶），也可协助调制精油喷雾剂型，使其不至于过度挥发，以确保能被肌肤充分吸收。

E 纯露

又称为花水或精露，为精油萃取蒸气蒸馏法的副产物，其疗愈特性仍蕴含其精油本质，且更加安全。在芳疗手作时，可用来替代水剂使用，协同精油的疗愈作用。纯露也是众多芳疗调制品的水项基底哦！

F 沐浴盐

一般使用浴盐时，多采用浸泡法。浸泡是芳疗中通过提升温度来帮助精油发挥的常用方式，常见的沐浴盐有海盐、玫瑰盐等。海盐用来净化身体、玫瑰盐则用来滋润肌肤，增加含氧量。调制沐浴盐时，需预先将精油溶于基质中，再混合沐浴盐使用。

G 无香乳霜

乳液为水包油的剂型，霜体则为油包水的剂型，因此乳液或霜的选择全凭个人肌肤或季节而定。通常可根据症状调制剂量，直接将精油调和至乳液或霜中，待混合均匀即可使用。

H 无香起泡剂

和无香乳霜类似，无香起泡剂大多含有乳化成分，因此可以直接根据症状选择剂量和精油一起调制。直接将精油调和至无香起泡剂中，待混合均匀即可使用。需要注意的是，起泡剂通常用来调制清洁小物，但清洁品大多放置于浴室等湿热区域，因此精油调配时，建议小剂量制作（约30mL），待用完再调制新的一批较为妥当。

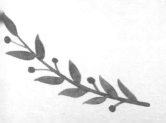

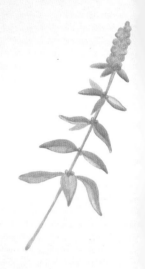

基础油介绍

基础油是 80% 的芳疗都会采用的调配基质，因为基础油种类繁多且富含维生素，因此单独使用就能达到滋润的功效，搭配精油调制能够拓展疗愈的层次。

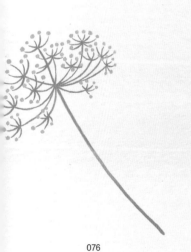
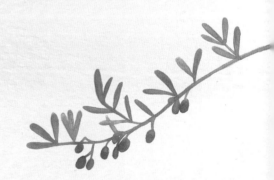

基础油的特性与用途

在芳香疗法中，基础油通常选择来自种子、果核或蔬菜的油脂。因为它不具有挥发的特性，主要在于调和、稳定与维持精油的作用时间与疗效特性，所以又称为"固定油"或"基底油"。若要让人体皮肤更好地吸收，选择以"冷压"制作的油品为佳。

在芳香疗法中，一般不建议使用市售精炼油（因精炼油油脂已非天然原油，主要为食用，为了人体养分吸收，多已调整过香气、颜色及其中的矿物质、维生素等）。未精炼油脂保留了天然成分，对于皮肤与身体治疗有较大的帮助。因为未精炼，所以需要再次确认，以避免人体的过敏反应（对各种果核过敏的人应避免使用相关果核油脂，如榛果油、花生油、芝麻油、甜杏仁油、核桃油、荷荷巴油等）。

由于基础油是精油的辅助载体，它们同样来自大自然，香气独特，因此调配精油配方时，需要考虑其气味，避免因气味控制不当而影响精油香气的协调性。尤其是合适筋骨、肌肉保健的山金车浸泡油与圣约翰草（贯叶连翘）油，温暖心性的椰子油，擅长激素调理的月见草油与玫瑰果油等，它们气味浓厚且分子较大，因此需要稀释基础油质后再使用。

适用于塑身的基础油

包括甜杏仁油、荷荷巴油、葡萄籽油、玫瑰果油四种，下面介绍它们的疗愈特性与适合肤质。

Almond oil(sweet)

1 甜杏仁油

拉丁学名：*Prunus dulcis*

广泛使用于芳香疗法中，是最为常用的基础油之一，具有极高的滋润度和软化功能。它是极佳的软化剂，有助于缓和、滋养干燥的肌肤，并促进精油吸收。可 100% 使用。

| 植物名称 | 甜杏树
| 来源 | 果实，冷温压榨
| 色泽 | 淡黄色至金黄色

| 疗愈特性 |

舒缓、镇静，有效缓解肌肤瘙痒不适。含有维生素 A、维生素 B_1、维生素 B_2、维生素 B_6 及丰富的蛋白质。不饱和脂肪酸的比例较高。是一种质地轻柔、高渗透性的天然保湿剂，质地温和又具有良好的亲肤性，连婴儿都可以使用。

| 适合肤质 |

所有肤质，尤其适合婴儿及干性、皱纹、粉刺、湿疹及敏感性肌肤使用。

Jojoba wax
2 荷荷巴油

拉丁学名：*Simmondsia chinensis*

　　它是金黄色的液态蜡质（含有长链脂肪酸），分子比甜杏仁油大，但质地细腻，不易氧化，是非常有效的用于脸部和身体按摩的油品。矿物质含量极为丰富，有助于新陈代谢，可混合其他基质或直接 100% 使用。

| 植物名称 | 荷荷巴
| 来源 | 种子，冷温压榨
| 色泽 | 黄色（含长直链脂肪酸的液态蜡质）

| 疗愈特性 |

　　消炎、抗氧化，具有较高的渗透性。其化学结构类似鲸蜡，与人体皮脂接近，含类胶原蛋白，是渗透性极强的油。富含维生素 E、蛋白质和矿物质。天然高度保湿。稳定性高，耐强光。

| 适合肤质 |

　　所有皮肤类型，牛皮癣、湿疹、晒伤、痤疮及炎症皮肤（如毛囊炎）。

Grapeseed oil

3 葡萄籽油

拉丁学名：*Vitis vinifera*

　　葡萄籽油是极少数热榨而来的基础油，因为冷榨不能完全榨取出葡萄籽的成分。以高温方式，用葡萄籽榨取而来的葡萄籽油，含有丰富的多元不饱和脂肪酸、多酚（OPC）、亚麻油酸、矿物质、蛋白质、维生素 A、维生素 E 以及 B 族维生素。

| 植物名称 | 葡萄植物
| 来源 | 葡萄籽
| 色泽 | 浅绿色

| 疗愈特性 |

　　油质清爽，能调节肌肤干燥；抗氧化且能缓解黑色素沉淀，抗衰老。

| 适合肤质 |

　　所有肤质，尤其是敏感性、粉刺及油性肌肤。可 100% 使用。

Rose hip oil
4 玫瑰果油

拉丁学名：*Rosa species*

　　玫瑰果油为抗老修复的首选，多由野生玫瑰果实萃取而来，富含胡萝卜素、多种不饱和脂肪酸、维生素 A 及维生素 C 等。能够修复受损的肌肤，增进细胞新生，具有淡斑祛疤的特性，是一款极具大地特色的植物油。

| 植物名称 |　玫瑰果
| 来源 |　种子，烘干后冷压
| 色泽 |　红棕色

| 疗愈特性 |

　　具有抗坏血病、抑制出血与利尿的功效。玫瑰果的维生素 C 含量是柳橙的 20 倍。在 1930~1940 年，儿童会口服玫瑰果糖浆来补充维生素 C。玫瑰果本身具有滋补作用。

| 适合肤质 |

　　具有去疤痕、淡化妊娠纹、治疗湿疹、预防肌肤老化及紧实肌肤等特性。需与其他基础油调和 10%~30% 再使用。

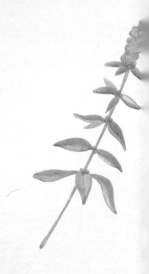

单方精油介绍

下面将介绍适合在塑身按摩时使用的 16 支单方精油，包含萃取方式、气味强度、疗愈本质、香气特征等，您可以按照自身的需求选择精油，并留意使用安全规范。

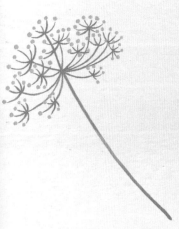
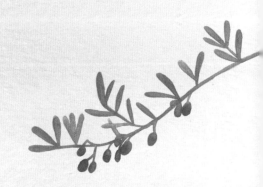

Vetiver

1 岩兰草

拉丁学名：*Andropogon muricatus*
植物科别：禾本科

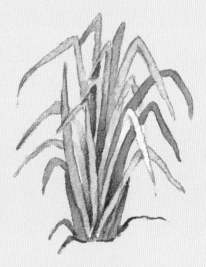

　　在远古的印度与爪哇岛，人们多用岩兰草编织成草席及房屋顶棚，每当阳光曝晒，四周即会散发出阵阵草地的馨香。精油采集多使用植物的根部，根部越老越粗壮，其萃取的疗愈分子就越显优越。岩兰草精油可用于镇定中枢神经，安抚饱受压力、挫折而沮丧的身心，故称为"宁静之油"。

| 植物萃取部位 | 干燥的根部
| 萃取方式 | 蒸气蒸馏法
| 气味强度 | 前味
| 疗愈本质 | 基调
| 香气特征 | 复合式香气、黏稠浓郁，有着土壤的气息及淡淡的木质与柠檬馨香
| 起源地 | 印度、斯里兰卡
| 化学属性 | 倍半萜醇 60%、倍半萜烯、倍半萜酮、酸类

| 疗愈性质 | 有助于深度放松、止痛、促循环（促进末梢循环）、促进红细胞生成、促进淋巴代谢、增强免疫系统、调理经络
| 心灵对应 | 深度放松、缓解紧张焦虑、抗忧郁、助眠、安抚镇定
| 情绪感官 | 安全踏实，舒活自在
| 适用类型 | 马铃薯形、萝卜形、西洋梨形、莲雾形、茭白笋形、苹果形
| 塑身对应 | 能够促进人体循环及淋巴代谢，改善机能停滞现象
| 安全规范 | 无

Patchouli

2 广藿香

拉丁学名：*Pogostemon patchouli ╱ Pogostemon cablin*
植物科别：唇形科

广藿香在中国和印度被视为家庭必备良药，具有兴奋提神、止痛退烧等功效。远古的丝绸之路，在运送丝绸布匹至欧洲的路途上，为避免虫卵附着孵化并蚕食布匹，故将广藿香叶子平铺放置于布层间隔。当物品送抵欧洲进行交易时，广藿香的气味即会随着开箱四溢，因此欧洲人称为来自东方的香气。

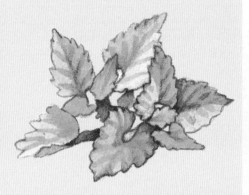

植物萃取部位	全株
萃取方式	蒸气蒸馏
气味强度	前中味
疗愈本质	基调
香气特征	质地厚实、温暖浓郁、带点辛辣的老旧气息
起源地	印度、马来西亚
化学属性	倍半萜醇 40%、倍半萜烯、单萜烯、倍半萜酮

疗愈性质	滋养、助消化、催情、促进组织与细胞再生、预防体液停滞
心灵对应	抗忧虑、抗焦虑、缓解压力
情绪感官	在温暖的拥抱中，享受爱人与被爱的觉醒
适用类型	马铃薯形、萝卜形、西洋梨形、莲雾形、茭白笋形、苹果形
塑身对应	滋补剂、促进血液流畅（防淤塞）、强健静脉壁、预防体液停滞
安全规范	极其温和，安全，孕期也可使用

Palmarosa
3 玫瑰草

拉丁学名：*Cymbopogon martinii*
植物科别：禾本科

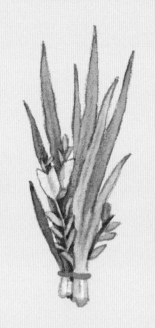

　　在法国香水工业时代初期，香水工艺师发现早年仅用以喷洒室内维持芬芳的玫瑰草，具有独特的调香性能，能够调整香水工业惯用的气味。茉莉、依兰等气味过于甜腻，当辅以玫瑰草精油，即能够瞬间改变其音阶调性，呈现出无比顺畅的疗愈特质，也奠定了玫瑰草在芳香疗愈方面的地位。

植物萃取部位	全株
萃取方式	蒸气蒸馏
气味强度	中前
疗愈本质	前调
香气特征	特殊草香味，极具玫瑰与天竺葵的气息
起源地	印度、尼泊尔、非洲以及南美洲
化学属性	单萜醇 80%~90%、单萜烯、酯类、倍半萜醇、醛类、单萜酮

疗愈性质	抗菌、抗病毒、滋补剂（神经、子宫、心脏）、消炎止痛、促进细胞更新
心灵对应	中枢神经、前额叶。镇定神经、缓解压力、抗焦虑
情绪感官	有助于从过往的噩梦中苏醒，回归真我、正视现实
适用类型	香蕉形、西洋梨形、茭白笋形、苹果形
塑身对应	滋补剂（利神经、利子宫、利心脏）、促进细胞更新
安全规范	无，但敏感肌需降低剂量

Clary Sage
4 快乐鼠尾草

拉丁学名：*Salvia sclarea*
植物科别：唇形科

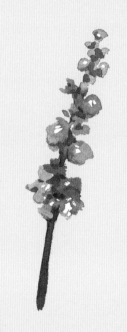

在古埃及与古罗马时代，多用快乐鼠尾草浸泡于"圣水"中，再用来洗涤双眼，据说有净化眼睛、使之清澈的功效。在中世纪，快乐鼠尾草浸泡的茶液可用来治疗眼部疾病，故世人称为清澈之眼。时至今日，鼠尾草独特的气息多用于情绪理疗，赋予人们舒适自在、心安幸福的感受。

| 植物萃取部位 | 花顶及叶子
| 萃取方式 | 蒸气蒸馏法
| 气味强度 | 前味
| 疗愈本质 | 中高阶
| 香气特征 | 甜甜美妙的坚果香气
| 起源地 | 意大利、法国、英国、美国
| 化学属性 | 酯类 75%、单萜醇、单萜烯、倍半萜醇、倍半萜酮、单萜酮、氧化物、醛、醚等

| 疗愈性质 | 心轮、咽喉。增加幸福感受、缓解紧张压力、缓解痉挛、放松肌肉、止痛、助消化
| 心灵对应 | 兴奋副交感神经，减压放松、缓解烦躁，减轻头痛失眠
| 情绪感官 | 开启内心之光，拥抱希望，展开羽翼任意翱翔
| 适用类型 | 马铃薯形、香蕉形、西洋梨形、莲雾形、苹果形
| 塑身对应 | 抗痉挛，有助于乳酸代谢、缓解肌肉紧绷、软化脂肪
| 安全规范 | 孕期忌用；此外，使用前后 1 小时不可饮酒

Sweet Orange
5 甜橙

拉丁学名：*Citrus sinensis*
植物科别：芸香科

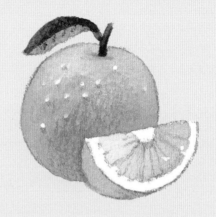

　　烈日辉映着满园金黄的果实，散播着愉悦的柑橘馨香。甜橙又称为柳橙，精油从果皮凹槽的油囊中萃取。13世纪末才经葡萄牙传到英国，进而流行于欧洲，其香气甜美清新，能够安稳自主神经，因此常用于儿童及老人的身心照护，用以稳定心神并排除负面情绪，协助锁定正面情绪。

| 植物萃取部位 | 果皮
| 萃取方式 | 冷温压榨法
| 气味强度 | 前味
| 疗愈本质 | 前调
| 香气特征 | 橙皮馨香、温暖圆润，让人心情愉悦
| 起源地 | 地中海沿岸、美国加利福尼亚州、以色列、南美洲
| 化学属性 | 单萜烯98%、单萜醇

| 疗愈性质 | 健胃助消化、镇静、抗忧郁、缓解痉挛、安眠、季节性沮丧照护
| 心灵对应 | 太阳神经丛。极佳的抗忧郁特性、舒缓情绪紧张所产生的头痛与偏头痛症状，可安抚情绪性失眠与精疲力竭现象
| 情绪感官 | 犹如稚嫩孩童般纯净喜悦、身心欢愉地探究世界
| 适用类型 | 萝卜形、西洋梨形、莲雾形
| 塑身对应 | 促排汗、代谢皮脂污垢，改善橘皮组织
| 安全规范 | 无；需注意其微量感光特性

Geranium, Bourbon

6 波旁天竺葵

拉丁学名：*Pelargonium asperum CV bourbon*
植物科别：牻牛儿科

天竺葵于 19 世纪的法国开始流行，天竺葵品种众多，市场上较为常见的波旁天竺葵产自西南印度洋上的留尼汪岛（古称波旁岛），其理疗作用比另一款玫瑰天竺葵广泛，具有强效循环促进和复原的能力。英法流传的传统配方常用作妇女身心保健，不仅能够改善皮肤暗沉、疏通经期或更年期的淋巴停滞，甚至有助于改善情绪型胃溃疡或便秘，故又有"穷人的玫瑰"之称。

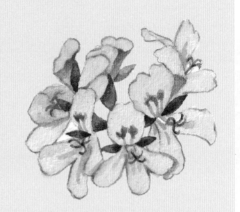

植物萃取部位	叶子
萃取方式	蒸气蒸馏法
气味强度	中等
疗愈本质	中调
香气特征	气质迷人，如同置身于花丛中，蕴含强大的疗愈功效
起源地	留尼汪岛、埃及
化学属性	单萜醇 65%、酯类、醛类、单萜酮、倍半萜烯、倍半萜醇

疗愈性质	镇静安抚、抗痉挛、振奋肝脏与胰脏、强健淋巴与静脉、促循环消水肿（尤其是午后的下半身浮肿）、调节激素
心灵对应	太阳神经丛。改善平衡、镇定安眠、抵抗忧郁、调理疲惫和神经衰弱
情绪感官	绿色大地的觉醒，孕育着生生不息的勇气
适用类型	马铃薯形、西洋梨形、莲雾形、茭白笋形
塑身对应	促进细胞修复与再生、利尿消肿（尤其是午后的下半身浮肿）、调理体液停滞与蜂窝织炎
安全规范	无；怀孕初期忌用

Rose Damascan

7 大马士革玫瑰

拉丁学名：*Rosa damascena*
植物科别：蔷薇科

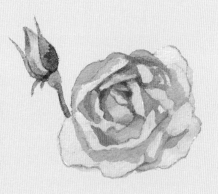

　　玫瑰，从古埃及时代即受万般宠爱，然因萃取不易，价格极其昂贵，直至 11 世纪，多才多艺的阿拉伯医生阿比西纳（Avicenna）发明了一种冷凝装置放置于蒸馏仪中，此法大举改善了蒸馏不易的困扰，大幅提升了玫瑰精油的取油率，因而改变了精油市场。更奠定了玫瑰精油在全球芳香疗法中"精油之后"的崇高地位。大马士革玫瑰极具暖心修复的特质，十分适合用于内分泌及情绪调节保健。

植物萃取部位	花
萃取方式	蒸气蒸馏法
气味强度	中等
疗愈本质	基调
香气特征	蕴含爱的芬芳，持之恒久，沉稳孕育
起源地	保加利亚、土耳其
化学属性	单萜醇 80%、萜烯化合物、酯类、苯乙醇、氧化物、醚类、倍半萜醇

疗愈性质	激素调节（如妇科情绪症状）、平衡胃肝肾、促进胆汁分泌、解肝毒、滋养神经与生殖系统、止血收敛、心脏和子宫的滋补剂
心灵对应	内在感官照护、温和抗忧郁、沉静舒压、辅助安眠
情绪感官	如同身处于母亲慈爱的目光下，怡然自得、享受自在本心
适用类型	马铃薯形、萝卜形、西洋梨形、莲雾形、苹果形
塑身对应	调理妇科功能与经前症候群、受心情影响的内分泌与激素失衡
安全规范	无；少数人会产生皮肤过敏反应；孕产妇慎用

Ginger
8 姜

拉丁学名：*Zingiber officinale*
植物科别：姜科

生姜在中西方药草学中皆广泛使用。不仅用于暖活身躯，更有驱湿祛寒的特性。古埃及医药曾尝试取姜液涂敷用来驱逐肢体疼痛，然而当时或许是对姜的掌握并不全面，留下了许多皮肤泛红致敏的记载。而古希腊人、古罗马人着手以姜入菜用来改善胃疾不适，另以稀释的姜液涂抹于浸泡温泉后的肌肉或关节处，用来缓解疼痛。

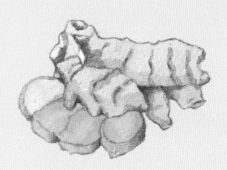

植物萃取部位	根部
萃取方式	蒸气蒸馏法
气味强度	前味
疗愈本质	基调
香气特征	热性质感、略带微辣馨香气息、淡淡的木质与柠檬馨香
起源地	马达加斯加、中国
化学属性	倍半萜烯 55%、单萜烯、单萜酮、单萜醇、倍半萜醇、醛类

疗愈性质	抗痉挛、止痛、祛风排气、改善消化系统、养肝、退烧、催情、促发汗、促循环
心灵对应	洋溢热性温暖、强化性功能、暖心暖性、消除疲劳、增进感官知觉的敏锐性
情绪感官	跳脱不变的思维，赋予展新样貌迎接新生
适用类型	马铃薯形、萝卜形、西洋梨形、莲雾形、苹果形
塑身对应	增进循环机制、改善气血循环、静脉曲张照护
安全规范	❶ 可能导致部分使用者出现强烈的皮肤红肿，需适量使用，以免过量出现皮肤过敏 ❷ 过量易造成肌肤刺激及肾脏受损，因此需注意调配剂量，婴幼儿、孕产妇、体虚者应更加注意

Cedarwood Verginian

9 维吉尼亚雪松

拉丁学名：Juniperus virginiana
植物科别：柏科

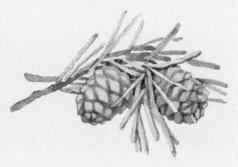

古埃及莎草纸记载，雪松能够趋吉避邪、避免恶灵侵扰，且可添加于护肤品中，有助于抗老回春。在法国香水工业时代，维吉尼亚雪松因其独特的沉稳气息而成为当时用于定香的首选，也因其气味阳刚而同时拥有壮阳的称号。维吉尼亚雪松俗名又称"铅笔柏"，不仅因为树干能够用来制作铅笔，其气味也蕴含削铅笔时浓郁的木质气息，多用于调息养气、身心保健，并且具有消弭水肿的功效。

| 植物萃取部位 | 木片
| 萃取方式 | 蒸气蒸馏法
| 气味强度 | 中后味
| 疗愈本质 | 基调
| 香气特征 | 辽阔的木质气息，如同身处深谷秘境
| 起源地 | 美国
| 化学属性 | 倍半萜烯 60%、倍半萜醇

| 疗愈性质 | 静脉滋养、强化神经传导、抗忧郁、利尿
| 心灵对应 | 杏仁核。抗沮丧、抗焦虑、安抚镇定神经、恢复神经传导
| 情绪感官 | 跳脱虚幻，奠定自我价值
| 适用类型 | 马铃薯形、萝卜形、西洋梨形、莲雾形、茭白笋形
| 塑身对应 | 利尿、强健静脉、畅通静脉阻塞，增强人体排毒机制
| 安全规范 | 无

Black Pepper

10 黑胡椒

拉丁学名：*Piper nigrum*
植物科别：胡椒科

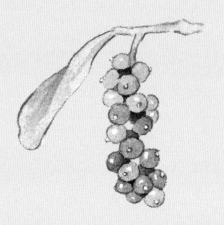

　　远在古代的古希腊、古罗马，黑胡椒是航海交易及皇室进贡的珍品，其价值等同于黄金，故有"黑色黄金"之称。人们发现黑胡椒的热性能量能增强活力，有助于生命滋长，这一点在印度传统的阿育吠陀古方疗法中得到印证。黑胡椒不仅在当时成为退烧法宝，更是治疗霍乱的古老药草。黑胡椒从东方传至欧洲，凭借的却是其温暖的催情特性。

植物萃取部位	干燥磨碎的果实
萃取方式	蒸气蒸馏法
气味强度	前中味
疗愈本质	中调
香气特征	积极强烈的氛围，散布温暖的胡椒馨香
起源地	马达加斯加
化学属性	单萜烯 50%、倍半萜烯、醚类

疗愈性质	止痛、抗痉挛、祛风排气、调理消化、改善肝脏机能、促发汗
心灵对应	太阳神经丛。生命动力的来源、缓解僵硬与疲惫
情绪感官	跳脱不变思维，赋予展新样貌迎接新生
适用类型	马铃薯形、萝卜形、西洋梨形、莲雾形、茭白笋形、苹果形
塑身对应	促进红细胞生成、软化脂肪、利尿
安全规范	❶ 可能导致部分使用者出现强烈的皮肤红肿现象，需适量使用，过量可能导致皮肤过敏
	❷ 过量易造成肌肤刺激及肾脏受损，因此需注意调配剂量，婴幼儿、孕产妇、体虚者应更加以注意

Cinnamon

11 肉桂

拉丁学名：*Cinnamomum zeylanicum*
植物科别：樟科

　　从古至今，肉桂一直是人们熟悉且被视为珍贵宝物的重要香料，其热性温润的馨香有助燃起最原始的生存本能，用来增强情欲感官，也用来表达爱情的坚贞与唯一。在古希腊、古罗马文化中，肉桂常用来浸制调香，散播于日常。中国人用肉桂活血通经、缓解胃肠胀气且降肝火。欧洲人则利用其温热的特性，将其运用于调酒，增添生活的欢愉，除了暖身御寒，更能够促进循环代谢。

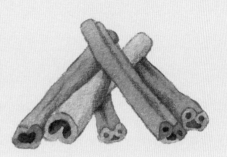

植物萃取部位	树皮
萃取方式	蒸气蒸馏法
气味强度	前味
疗愈本质	前中阶
香气特征	蕴含木质馨香，略带辛辣味，给人温暖安定的感受
起源地	斯里兰卡、印度尼西亚、中国
化学属性	醛类85%、香豆素8%、酚类4%、酸类

疗愈性质	抗菌、抗忧郁、增强免疫力、胃肠与呼吸保健、燃脂消肿、促循环、改善手脚冰冷
心灵对应	催情、滋补身心、抗忧郁
情绪感官	热情洋溢、绽放新生，更勇于跨出稳健踏实的脚步
适用类型	马铃薯形、萝卜形、西洋梨形、莲雾形、茭白笋形、苹果形
塑身对应	活络血液循环、增强乳酸代谢、促进消化功能、增进肠胃蠕动、软化脂肪
安全规范	❶ 需适量使用，过量可能导致皮肤过敏 ❷ 婴幼儿、孕产妇、体虚者应更加以注意

Lemon

12 柠檬

拉丁学名：*Citrus limon*
植物科别：芸香科

传说柠檬是由阿拉伯商人运到欧洲的，首次文字记载来自 10 世纪的一部关于农业的阿拉伯著作中，15 世纪中期才在意大利城市广泛展开种植。柠檬富含维生素 C，改善了远航船员致命的杀手——坏血病。17~18 世纪，西班牙及葡萄牙发现柠檬有优越的解毒和杀菌特性，并且有缓解口腔黏膜破损的功效，有助于消除疲倦，厘清思绪。

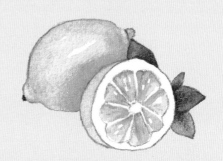

植物萃取部位	果皮
萃取方式	冷温压榨法
气味强度	前味
疗愈本质	前调
香气特征	清新果香，带着淡淡的酸味
起 源 地	印度、西班牙、葡萄牙、美国、法国
化学属性	单萜烯 90%、醛类、倍半萜烯、单萜醇、香豆素

疗愈性质	强效杀菌、增强免疫力（刺激白细胞活性）、净化、温和止痛（尤其是风湿性关节炎、痛风、尿酸堆积）
心灵对应	太阳神经丛。清新提振，稳定心神
情绪感官	摆脱噩梦、激励重生
适用类型	马铃薯形、萝卜形、西洋梨形、莲雾形、茭白笋形、苹果形
塑身对应	活络血液循环、维持人体酸碱平衡、协助乳酸代谢、软化脂肪
安全规范	❶ 低剂量使用，过敏性肤质极易发生光敏刺激或敏感反应
	❷ 按摩时，建议浓度不超过 1%，泡澡时仅需 1~2 滴并与基质充分乳化

Peppermint

13 胡椒薄荷

拉丁学名：*Mentha piperita*
植物科别：唇形科

薄荷使用历史悠久，近千年的时间已开发出数千个品种。以芳疗而论，也有 10 多个品种在世界各国广泛运用。在古希腊，香水一跃成为男人魅力的象征，极具强劲且充满力量的薄荷气味正是当时男士的最爱。中医记载，薄荷"性凉、味辛"，促进消化，促发汗驱风寒，有助于滋养身心，是一款极具强力激活功效的药理属性精油。

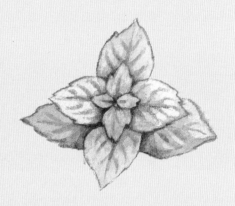

| 植物萃取部位 | 叶子
| 萃取方式 | 蒸气蒸馏法
| 气味强度 | 前味
| 疗愈本质 | 前调
| 香气特征 | 简洁有力、呛凉青草香
| 起源地 | 美国以及欧洲
| 化学属性 | 单萜醇 50%、单萜酮、酯类、单萜烯、氧化物、醚类

| 疗愈性质 | 养肝利胆、强健胰脏、杀病毒、止痛止痒、促发汗、调节卵巢功能（具类激素）
| 心灵对应 | 活化清新、重整神经连结与传递
| 情绪感官 | 唯一的道路即在前方，给予人们勇敢向前迈进的勇气
| 适用类型 | 马铃薯形、萝卜形、西洋梨形、莲雾形、茭白笋形、苹果形
| 塑身对应 | 促进胆汁分泌、软化脂肪、促循环、促发汗
| 安全规范 | ❶ 怀孕与哺乳期妇女忌用，婴幼儿忌用
         ❷ 使用剂量宜控制在合理范围内，切勿长时间使用

Rosmary

14 樟脑迷迭香

拉丁学名：*Rosmarinus officinalis*
植物科别：唇形科

　　迷迭香是历史上早已用作医药的植物，不仅用于防腐杀菌，更用于空气熏香净化及敬天祈福。古希腊、古罗马视迷迭香为神圣的植物，为再生复苏的象征，人们燃烧迷迭香枝条来驱除"恶灵"。欧洲民间更习惯于将之泡酒，用以涂抹于头皮协助毛囊活化，以促进毛发生长，且相信迷迭香能够帮助脂肪代谢，故常被用于减肥燃脂药方。

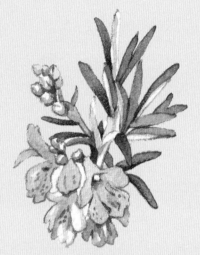

植物萃取部位	花顶与草叶
萃取方式	蒸气蒸馏法
气味强度	中等
疗愈本质	前中调
香气特征	浓烈微凉，强劲清心的薄荷药草香氛
起源地	突尼斯、法国、西班牙、中国
化学属性	单萜酮30%、单萜烯40%、氧化物、单萜醇、酯类、倍半萜烯

疗愈性质	止痛、抗痉挛、有助于脑神经修复、增强记忆与专注力、平衡皮脂、预防脱发、促进新陈代谢、促进胆汁分泌、增强肝脏功能
心灵对应	缓解压力、赋予能量、提振精神、增进活力
情绪感官	走出自设枷锁，稳健迈步迎向阳光
适用类型	马铃薯形、萝卜形、西洋梨形、莲雾形、茭白笋形、苹果形
塑身对应	刺激肾上腺、促进机能顺畅，利尿、促血液循环、缓解体液滞留
安全规范	❶ 怀孕与哺乳期妇女忌用，婴幼儿忌用
	❷ 高血压、癫痫患者忌用

Grapefruit
15 葡萄柚

拉丁学名：*Citrus paradisi*
植物科别：芸香科

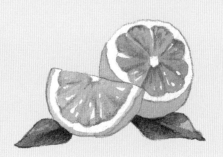

　　关于葡萄柚的由来传闻众多，传说葡萄柚是 17 世纪在拉丁美洲巴巴多斯群岛的加勒比海岛上被发现的，1823 年被引种到美国佛罗里达州作为商业培植。后来经植物学家 James Macfadyen 鉴定，其为芸香科柑橘属植物的新品种，并于 1830 年正式发表于第一期的《虎克植物学杂集》（*Hook Botanical Miscellanea*）。这种奇妙多汁、酸中带有浓郁甜味的大型柑橘水果，因其风味宛如"天堂（*paradisi*）"而初期命名为 *Citrus paradisi Macf.*。

植物萃取部位	果皮
萃取方式	冷温压榨法
气味强度	前味
疗愈本质	前调
香气特征	烈日下的温润果香，愉悦随处散播
起源地	以色列、巴西、美国佛罗里达州和加利福尼亚州
化学属性	单萜烯 95%、醛类、香豆素

疗愈性质	改善体液停滞和蜂窝织炎、利尿、解毒、缓解肌肉僵硬疼痛、助消化
心灵对应	杏仁核照护。抗忧郁、缓压力、调理季节性情绪失调（S.A.D.）、调节中枢神经
情绪感官	纯洁的喜悦孕育而生，爱因为自信而滋长
适用类型	马铃薯形、萝卜形、西洋梨形、莲雾形、茭白笋形、苹果形
塑身对应	促循环、缓解肌肉僵硬与疲劳、排除乳酸、利尿、刺激淋巴系统功能（消水肿促代谢、改善蜂窝织炎）、分解脂肪
安全规范	使用后，6~8 小时避免暴晒于阳光下

Cypress
16 丝柏

拉丁学名：*Cupressus sempervirens*
植物科别：柏科

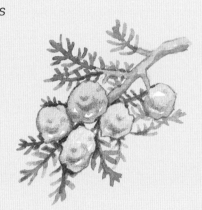

　　丝柏的特质仅从其拉丁文第二字
种名"Sempervirens"即可窥见其"永
生"的含义。丝柏先天独特的坚强刚
毅的气息能即刻纾缓愤怒沮丧的情绪。
更因其优良的防腐特质，古希腊人常
采用丝柏木雕塑神像，以彰显对于神
灵的尊崇与对永生的向往。其独特迷
人的琥珀气息，让欧洲人十分着迷，
进而广泛添加于各种民生用品中，以
缓解疲劳、消除负面情绪。

| 植物萃取部位 | 针叶
| 萃取方式 | 蒸气蒸馏法
| 气味强度 | 中等
| 疗愈本质 | 中调
| 香气特征 | 新鲜、朝阳般的烟熏气息，喜悦孕育新生
| 起源地 | 法国
| 化学属性 | 萜烯 70%、倍半萜烯、单倍半萜醇

| 疗愈性质 | 调理体液停滞、收敛、止汗、缓解蜂窝织炎、利尿、解毒、缓解
肌肉僵硬疼痛、调理经前症候群、助消化
| 心灵对应 | 中枢神经照护。类雌激素调节、经前症候群保健、抗焦虑、消除
压力或恐惧、缓解过度紧张
| 情绪感官 | 返璞归真，无为知足
| 适用类型 | 萝卜形、西洋梨形、莲雾形、茭白笋形
| 塑身对应 | 体液调节（如静脉曲张保健）、止汗、消水肿、促进循环代谢
| 安全规范 | ❶ 肿瘤、癌症患者忌用
❷ 孕期妇女忌用

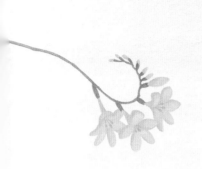
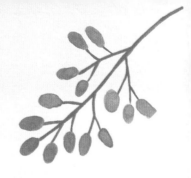

精油的新陈代谢与香气调性

在传统的使用药草的自然疗法中，性能较弱的器官特别容易吸收药草的分子，芳香疗法中的精油分子也是如此。当精油透过皮肤、黏膜进入人体后，经由人体循环会将精油带往全身，因此，身体中血液流量较大的器官或组织，该处细胞所接受到的精油分子相对也较多。我们的内分泌腺体、心脏、肺脏、脑、肝脏、肾脏、脾脏是血液流量较大的几个器官，接下来才是脂肪含量较少的皮肤与肌肉，之后为脂肪组织，血液流量最少的是韧带、肌腱、牙齿与骨骼。

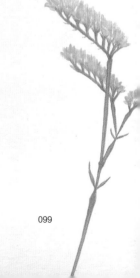

当精油进入静脉循环后，便会被带到肺脏、肾脏及皮肤，以呼吸、尿液及排汗的方式与其他的身体废物一起排出体外，人体内几乎 95% 的排泄都是通过肾脏→尿液的路径排出。一旦精油进入体内后，血液、呼吸及尿液中都可以检测到精油分子的存在。

就香氛而言，香气随着时间推移，其具有挥发特质的香味将不断地挥发，各种芳香分子的挥发率不一样，也就造成了不同时段拥有不同香味的魔幻境界。在芳疗的世界，我们依其挥发程度分类为前调、中调与基调，其调性不仅在于香气散播，更关乎精油进入人体的速率与疗愈特质。调性类别如下：

前调（Top Note）
芳香分子最轻最小，大部分的果实类精油都属于前调的气味，气味穿透性强，挥发快。在配方中通常是最先被闻到的精油香味，按照其精油种类的不同，香味与疗愈机制能够维持数分钟到 2 小时之久。

· 常见精油有：
罗勒、佛手柑、尤加利、葡萄柚、月桂、醒目薰衣草、柠檬、柠檬香茅、橘子、甜橙、玫瑰草、欧薄荷、茶树、百里香等。

中调（Middle Note）
核心调，大部分草本类植物属于中调的气味，是散发香味的主体，可缓和前调的气味。中调精油的挥发速度中等，通常在配方中是接连前调后飘散而出的香味，这种香气会徘徊一阵子然后才消散，在人体疗愈中能维持数小时。

· **常见精油有：**

黑胡椒、胡萝卜籽、德国洋甘菊、罗马洋甘菊、丝柏、甜茴香、天竺葵、牛膝草、杜松果、薰衣草、松红梅、甜马郁兰、香蜂草、香桃木、松针、迷迭香、花梨木等。

基调（Base Note）

芳香分子最大最重，木质类、草根类精油多属于基调的气味，主要用于定香与疗愈功能维持。基调是配方中最后才显现而出的精油香味，分子挥发度低，这类精油香味会在前调与中调都消散后还持续徘徊，能保持数小时甚至数天之久；基调在配方中会导致其他类调性的精油挥发度降低。

· **常见精油有：**

安息香、雪松、乳香、姜、茉莉、没药、广藿香、摩洛哥玫瑰、檀香、穗甘松、岩兰草、依兰等。

当然，精油调性并非绝对，需要根据人体健康状况及个人对于香气的感受强弱判断。初步了解精油的挥发程度后，在后面的章节，我将带领大家学习如何调香并选择适合自己使用的精油。

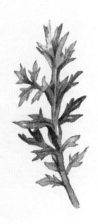

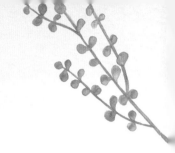

善用芳疗，
滋养身体，促进代谢

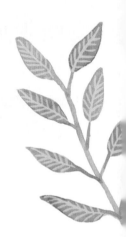

　　前面谈到，人体的健康全凭新陈代谢维持，为了让老细胞淘汰，就需要足够的养分与动力，在细胞更新与分裂之际提供充足的能量，用于协助人体运行。从芳疗的层面来说，我会把适合辅助塑身的精油分为两大方向：滋养与代谢。

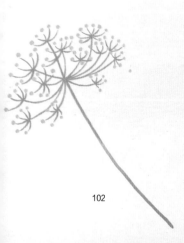
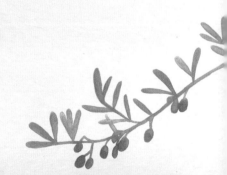

* 滋养身体

滋养的层面宽广，主要是为了刺激新生、供给养分，有时依靠单纯的温度改变，就能赋予人体很大的支持。精油种类包含了岩兰草、广藿香、玫瑰草、快乐鼠尾草、甜橙、波旁天竺葵、大马士革玫瑰、姜等，其特性如下。

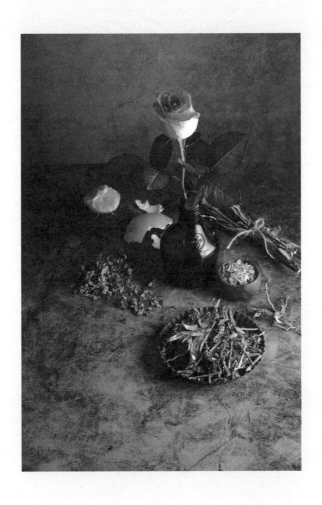

· 岩兰草 *Andropogon muricatus*

名为"宁静之油"，有着极佳的滋补特性。萃取精油的部位为根部，蕴含大地充沛的能量，适合平缓因情绪起伏、压力高涨或循环不良导致的囤积型硬脂肪。

· 广藿香 *Pogostemon patchouli* / *Pogostemon cablin*

温润祛湿，十分适合湿冷的节气，温润的泥土气息，传达着暖暖的疏通之意，用于协助消化停滞型脂肪。

· 玫瑰草 *Cymbopogon martinii*

夹带玫瑰气味的宜人草香，能够缓和体内各种慢性炎症，增强免疫，维持人体运行，能够活化细胞，改善细胞钝性。

· 快乐鼠尾草 *Salvia sclarea*

香气浓郁，拥有独特的气味，使人倍感幸福，用于纾解忧郁与焦虑，给予身心以鼓舞。

· 甜橙 *Citrus sinensis*

橙皮馨香，温暖圆润，用于增强免疫机能，缓解情绪压力，赋予身心最大的动力。

· 波旁天竺葵 *Pelargonium asperum CV bourbon*

气息丰富迷人，蕴含强大的疗愈力量，兼具滋养、激励、平衡特性，能够促进细胞的修复。

· 大马士革玫瑰 *Rosa damascena*

改善生殖泌尿系统，蕴含爱的芬芳，帮助调理内分泌激素，是极佳的妇科滋补剂，用于调顺女性能量。

· 姜 *Zingiber officinale*

阳性滋养、祛湿补气，其热性气息中充斥着大地强劲的能量，用于推动生息滋长，奠基稳健踏实的力量。

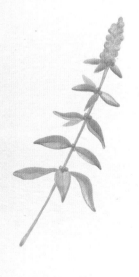

* 促进代谢

人体代谢，实有新陈替换之意，无论是细胞分裂，还是人体机能的运行，代谢的力量都是强而有力的推手，推动着循环新生。代谢有很多层面，除了能够活络机体，更能够帮助消除废弃物，迎接崭新的自己。精油种类包含了维吉尼亚雪松、姜、黑胡椒、肉桂、柠檬、胡椒薄荷、樟脑迷迭香、葡萄柚、丝柏等，其协助特性如下。

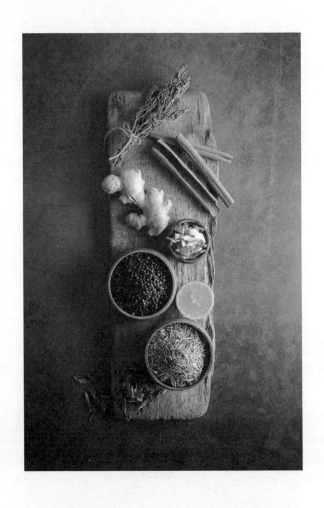

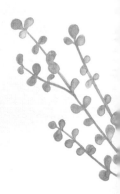

·维吉尼亚雪松 *Juniperus virginiana*

辽阔的木质气息，带来高山峻岭的复苏力量，用于疏通停滞，重塑新生。

·黑胡椒 *Piper nigrum*

暖性，炙热馨香，促进人体系统的活跃，激活肝脾机能，疏通代谢以保持人体的顺畅。

·肉桂 *Cinnamomum zeylanicum*

热情洋溢、绽放新生，促进人体代谢，增进体液循环，让人们拥有暖身暖心的感受。

·柠檬 *Citrus limon*

清新果香，增强气息的流窜，丝缕渗透让停滞无所遁形，刺激白细胞活性，增强免疫系统功能。

·胡椒薄荷 *Mentha piperita*

简洁有力的呛凉青草香气，强力止痛、纾解痉挛，促进胆汁分泌、增强代谢机制，赋予人们迈步前行的勇气。

· 樟脑迷迭香 *Rosmarinus officinalis*

醒脑，香气强劲清晰，促进细胞更新，消散阻塞停滞，活络人体循环，给予新陈代谢的支持性能量。

· 葡萄柚 *Citrus paradisi*

欢愉流畅的馨香，疏通壅塞停滞，刺激淋巴，协助分化脂肪，促进人体体液流畅。

· 丝柏 *Cupressus sempervirens*

朝阳般的烟熏气息，有极佳的收敛特性，有助于改善浮肿、促进血液循环。

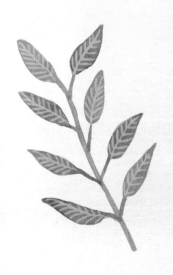

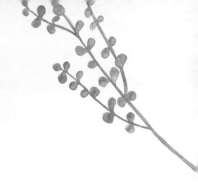

正确调配用油，
辅助按摩塑身

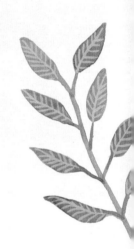

　　精油调配其实有着很大的学问，到底配方该使用多少款精油？使用的种类越多越好吗？我们先从气味来看，当调制的精油种类越多，气味势必更加丰富。除了对香味有过人天赋的调香师，一般人需要长时间的探索研究，才能掌握香气的调性，否则对于一般的调香初学者而言，越少的精油种类，越不容易出错。另就疗愈性而言，品项（使用的精油种类）少，则疗愈功效直接简洁；品项越多，虽作用更加宽广，但其功效也将趋于分散。

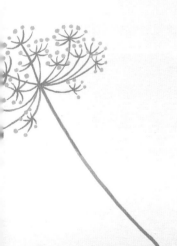
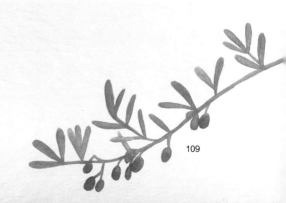

我该选几种精油呢

·单纯针对分解脂肪或排湿：1~3 种
·任何心因性及情绪困扰而导致的肥胖症状：3~5 种

单纯针对脂肪或排湿的精油因目标明确，故品项选择可少些。单纯就精油特性而言，选择燃脂排湿的 1~3 种精油调配即可。

当确认精油的使用品项后，即可开始着手进行精油调配。您应该先知道精油的正确储存方式、调配方案、剂量使用等，才能正确使用精油并达到辅助塑身的效果。以下是关于精油储存的 12 个要领：

1 远离儿童与宠物
避免儿童及宠物不适当碰触或使用而造成伤害。

2 储存于深色瓶中
避免光、热影响精油本质，破坏分子结构。

3 使用后需紧闭瓶盖
避免空气氧化，造成香气、活性分子挥发，改变化学成分之间的平衡。

4 使用玻璃瓶存放
由于精油的浓缩特质，切忌将纯质精油存放于玻璃瓶以外的容器中，精油可能会穿透塑胶或造成金属容器的腐蚀。

5 低温储存
避免精油内活性分子变质，丧失疗效（但不建议放置冰箱内）。

6 瓶身需直立摆放

避免塑胶滴头变形。

7 远离火源

注意精油的易燃特性。

8 大容量请分装

一般大容量采买易超过 30mL，建议分装至数个较小的瓶子后再使用，这样较易保存。

9 忌摇晃

精油分子大小不同，精油滴数会产生差异，宜耐心等候，切忌摇晃。

10 在瓶身做标注

无论是新开瓶的精油还是手作调制品，都需要在瓶身确切标注内容名称、开瓶日期或调制日期等 。

11 注明有效期限

如果精油的储存方式正确，保存期限应以萃取部位及萃取方式来评判，常见精油类型的保存期限如下：

柑橘冷压类精油：3~6 个月
植株蒸馏类精油：6~12 个月
木心树脂类精油：2 年以上

12 保持瓶口洁净

为保证精油品质，精油调制后宜确保瓶口洁净，可准备干净棉布擦拭瓶口外围（切忌直接碰触到瓶口，容易导致污染），也可使用干净面纸替代棉布哦！

调配之前的专业知识介绍

依据下列 6 种因素，选用精油的种类、浓度、使用方式及部位将有所不同。

- 年龄（塑身调油不适用于婴幼儿、儿童或青少年）
- 整体健康状况
- 欲处理的部位及范围（局部使用或全身使用）
- 使用方法（按摩或仅涂抹使用）
- 配方的使用频率（可调制每日使用 1~3 次的不同剂量）
- 精油的特性（如果是热性或较刺激性的精油，宜减少剂量调制）

一般将塑身按摩分为"全身性"和"局部性"按摩，又可再分为一般性健康者及体虚气弱者两类，其所需精油浓度不同，故调配之前需加以留意哦！

全身性塑身按摩

* 精油浓度范围 2%~2.5% *

- 一般性健康塑身调配全身使用 2.5%
- 体虚气弱者 2%（泛指身体不适，如特殊疾病、过度疲惫、经期等）

局部性塑身按摩

* 精油浓度范围 3%~7%，局部按摩的剂量不适合长时间按摩使用 *

- 一般性健康塑身调配局部使用 5%
- 一般性健康加强塑身调配使用 5%~7%
- 体虚气弱者 3%（泛指身体不适，如特殊疾病、过度疲惫、经期等）

调配宝盒：芳香理疗之精油浓度换算

神奇数字魔法：

5mL 的基质 + 5 滴精油 → 5% 浓度的精油复方调和

10mL 的基质 + 10 滴精油 → 5% 浓度的精油复方调和

30mL 的基质 + 30 滴精油 → 5% 浓度的精油复方调和

"神奇数字魔法"代表着任何调和剂量的毫升数等于滴数，则浓度剂量即为 5%，这看似简单，但实际上有其计算方式。以一般瓶身滴头的毫升数计量，1mL = 20 滴，以此算法则 5mL = 100 滴、10mL = 200 滴，毫升数 ×20 即为总滴数。因此，当 5mL 的基质 + 5 滴精油，即可换算为 5×20=100 滴，浓度即为 5%。

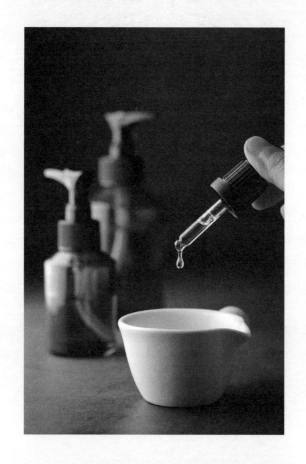

一般健康者"全身按摩"时

以 30mL 基础油计算，适用剂量为 2.5%，以滴数换算，则：

30×20=600（基础油换算为滴数），600 的 2.5% 即可算出 15 滴的精油剂量。

一般健康者"局部性按摩"时

如单一背部或单一双臂按摩，以 10mL 基础油计算，局部适用剂量为 5%，则：10×20=200（基础油的换算滴数），200 的 5% 即为 10 滴精油的剂量。如果这种中规中矩、换算滴数的算法让你压力倍增，那么偷偷告诉你一个快速转换滴数的秘诀小公式吧！

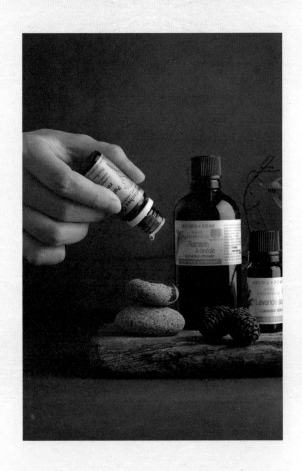

秘诀小公式：毫升数除以 5，再乘以"%"号之前的数字。

让我们来试试这个小公式吧！答案请见本页右下角。

Q1：请试算健康者的腿部塑型按摩（用量 15mL，浓度为 5%），需要多少滴精油？

Q2：请试算 25mL 基础油，浓度为 3%，需要多少滴精油？

Q3：请试算 20mL 基础油，全身使用（浓度为 2.5%），需要多少滴精油？

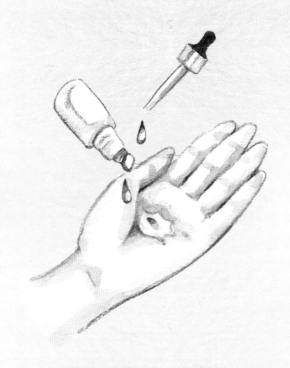

A1：15 滴

A2：15 滴

A3：10 滴

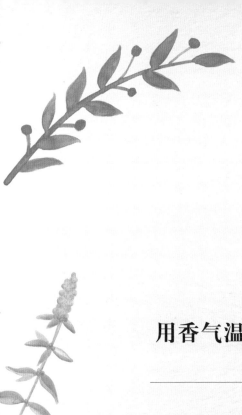
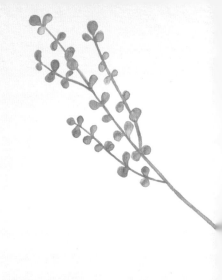

用香气温柔抚触，呵护自己

　　让我们将精油调配与按摩结合起来，通过香气感受和经皮吸收的方式，尝试"温柔抚触"，达到塑身燃脂的效果。按摩的英文是"Massage"，由阿拉伯文字"masah"转变而来，意思是"用手轻柔地摩擦"，也就是通过双手施以抚慰性按摩，以达到人体整体疗愈功效，间接恢复原有健康。

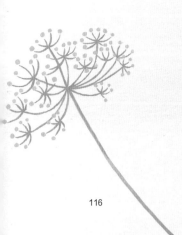
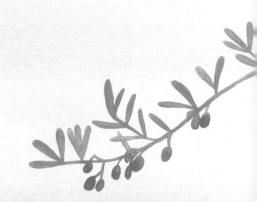

远古按摩到运动按摩

从古至今，各个历史朝代都以不同的形式记载了按摩的功效。人类之初"洞穴文化"的壁画上即呈现出类似按摩治疗的样貌。而后，埃及王朝中能够"与天神对话"的伟大祭司们，也留下不少记录在莎草纸上的有效疗方。除了应用植物治疗的特性外，再辅以各种用于疏松人体筋骨、肌肉的治疗方式，因此，按摩的疗效也就一直延续至今。

12世纪，战士将领在激烈作战后，接受军医的治疗与类似现代"运动按摩（Sports Massage）"的相关疗愈，此等为活络人体架构的独特按摩方式在奥林匹克时期被发扬光大，成为运动按摩史上备受推崇且不可或缺的一项技术。

维持身形、舒缓情绪的现代按摩

在现代社会中，对于广大女性而言，按摩具有维持美丽身形的护理功能，精油从体表通过按摩达到细胞，促进吸收代谢、有助于细胞新生；经过深层肌肉与脂肪按摩，可协助乳酸代谢、减缓肌肉疼痛、促进循环，帮助组织更新，有助于维持肌肤紧致，有效修饰身形。

然而，按摩也能通过人体感觉神经传达丰富的信息，按摩可改变循环速度、缓解紧张与忧伤，甚至影响呼吸频率及肠胃蠕动。

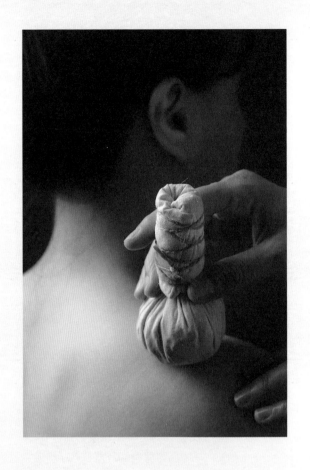

　　除此之外，尚有许多文献证实，通过按摩治疗可产生一定的效果，如中风、先天脑性麻痹、失眠、情绪起伏、静脉曲张、肌肉酸痛、血压失衡，其他如更年期、便秘、经期疼痛、末梢循环不良等，也能在合适的按摩中找到纾解的良方。

按摩疗愈开启知觉感官

舒适的按摩犹如"情感充沛的拥抱"，通过体表的信息接收，直接刺激神经感受器，从神经末梢传达信息至中枢神经，再抵达脑内边缘系统，通过"系统资料库"逐一核对过往的经验，进而通知丘脑，通过下丘脑与脑下垂体调节体内多种激素以平衡自主神经、控制内分泌系统，进而稳定人体内环境，调节循环、呼吸、消化、排泄、免疫各系统，通过按摩唤醒触觉，坚定并丰富自我存在，开启知觉感官，启动体内自我疗愈机制。

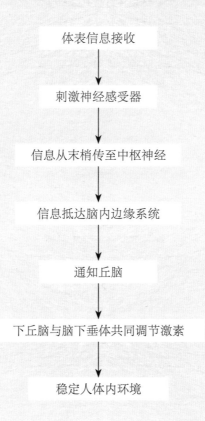

因此，舒适的按摩是以让肢体舒服、身心释放为主，而不该以刺激增加痛觉替代；当体表舒服，细胞才能够觉醒活化，沉静安适，开启内在本质，重新面对真实的自我，检查自身需求，启动个体细胞觉知，即可由内而外的释放压力，享受宛如新生的纯粹悸动。

按摩的好处与功效：
·促进血液循环与淋巴循环
·排除体液、减轻水肿
·促排汗、帮助人体毒素代谢
·帮助肌肉伸展、活络关节筋骨
·舒缓疲劳、放松肌肉紧张
·有助于活化细胞、修护伤疤组织、润泽肌肤
·改善神经顿感、促进神经传导
·缓解压力、纾解疼痛（头痛）
·平衡中枢神经、改善睡眠品质
·促进肠胃蠕动、助消化
·调节呼吸周期、平衡中枢神经、释放情绪与压力

芳疗按摩局部的禁忌：
·皮肤症状：开放性伤口、过敏、烧烫伤、晒伤、扭伤、淤青或有皮肤病症
·静脉曲张：针对静脉曲张，以下部位切勿按摩施压
　　　　　　骨骼肌肉损伤处
　　　　　　任何肿胀发炎处
　　　　　　任何不适宜按摩的部位

通过双手塑身按摩

按摩技法根据各个国家及年代的不同而异，从人体结构而言，分为瑞典式按摩、淋巴引流按摩、肌肉按摩、德式颅荐骨传导、运动按摩（肌肉／肌腱照护）等。虽然种类多，但就塑身按摩而论，仅仅凭借万能的双手施以抚慰性按摩，就能达到整体性疗愈的目的，并能间接恢复原有样貌与健康，如此才是最直接有效的方法！

按摩对人体系统的整体功效

手掌滑过人体体表，将加速血管扩张，促使血液通畅，同时刺激淋巴循环，增加氧气供应，促进全身循环活络。研究显示，按摩后人体氧气含量会增加 15%，此时过于紧绷的肌肉将因此而放松，并有助于增进肌力；同时刺激进入人体器官的血液流畅，从而促进新陈代谢，有助于祛除脂肪。

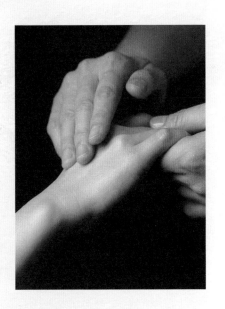

无论脂肪囤积在哪个部位，你只需在调配精油后，用指腹、虎口、手掌及指关节在局部按摩即可，每个部位所需时间 5~10 分钟，主要在于让精油为皮肤所吸收。手法初始皆采用"以手掌大面积滑行"，而后"以握拳指关节推滑"，再以"虎口扭转以助排脂代谢"，简单便利，只要几个步骤，即可轻轻松松地跟多余的脂肪说"再见"！

让身形更佳的精油按摩手法

1 以手掌大面积滑行

能够消除长久性的疲惫，一般可用在按摩前，用以刺激感觉神经末梢，促进局部静脉及淋巴循环，是一种极为轻柔舒适的缓压技法。

2 以握拳指关节推滑

以轻轻握拳的指节处推动滑行，用以驱散因压力影响产生的感官迟钝，从而平衡恢复人体恒定机制。为燃脂促循环最主要的技法。

3 虎口扭转以助排脂代谢

利用双手虎口合力，交错使用，为一种节奏性捏提肌肉再放松的间歇性技法，用以协助脂肪松软，并加速循环代谢。

你可能会问，既然按摩这么好，那有最佳的按摩时间吗？其实，全天的时间都可以按摩，但以精油经皮吸收的功效而论，每日早晚各按摩一次，对于脂肪代谢的帮助更大哦！

如果早上时间不充足，要赶着出门上班或办事的话，可将燃脂配方调以水剂或凝胶剂型，出门前轻松喷洒涂抹即可；而晚上回家后，可在洗澡沐浴后，为自己调配燃脂促循环或消水肿的配方，看电视或者播放自己喜爱的音乐时，即可开始着手进行燃脂消脂的按摩。

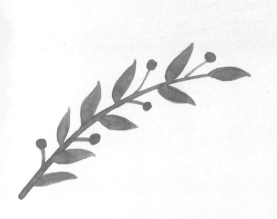
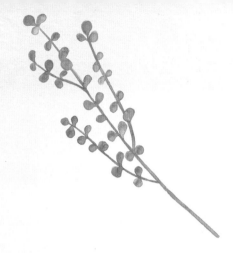

简单小步骤，按按脂肪走

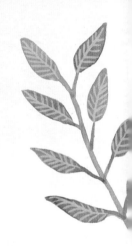

　　燃脂塑身技法必须是人人可自行操作，并且有意愿长时间进行的，如此才可能有成效。塑身并非仅是口号，需要身心实践，你只要准备好合适的按摩油或乳霜，避开身体不适、过度疲惫或饥饿等状况，播段音乐、微调灯光，即可享受个人专属的香气按摩疗愈！

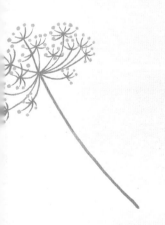
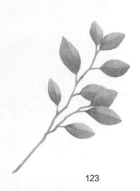

再见萝卜腿

1 掌面长推滑抚小腿，往心脏方向推动。

2 握拳，用四指关节在脂肪囤积处随意推滑。（不需太大力气，应避免出痧）

3 两手虎口夹捏小腿并揉拧交错，以帮助放松肌肉及分解脂肪。

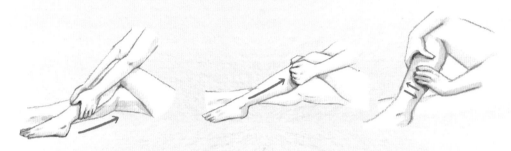

再见大象腿

1 掌面长推滑抚大腿，往心脏方向推动。

2 握拳，四指关节在脂肪囤积处随意推滑。（不需太大力气，应避免出痧）

3 两手虎口夹捏腿部并揉拧交错，但需避开膝盖关节处。

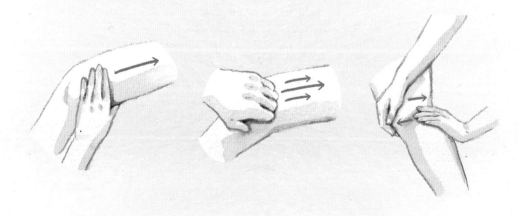

再见蝴蝶袖

1 掌面长推滑抚，自下臂至上臂，往心脏方向推动。

2 握拳，四指关节在脂肪囤积处随意推滑。（不需太大力气，应避免出痧）

3 虎口夹捏手臂并揉转，但避开手肘关节处。

4 可局部加强，以三指的指腹快速捏弹手臂脂肪处。

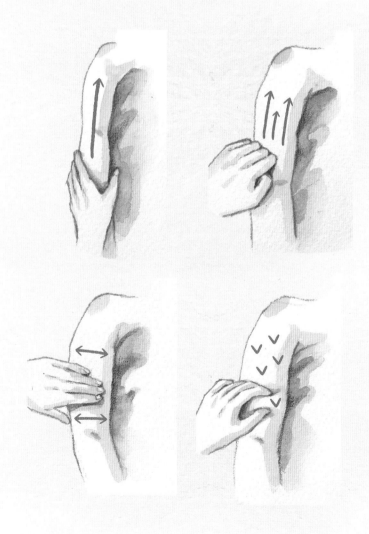

再见小"腹"婆

1 掌面顺时针滑抚腹部，顺时针为肠道循环方向。

2 握拳，四指关节在脂肪囤积处由下往上推滑。（动作稍轻，避免按压子宫、卵巢）

3 两手虎口于左右腰侧夹捏揉转。

4 可局部加强，以肚脐为中心，四指腹顺时针转动滑行。

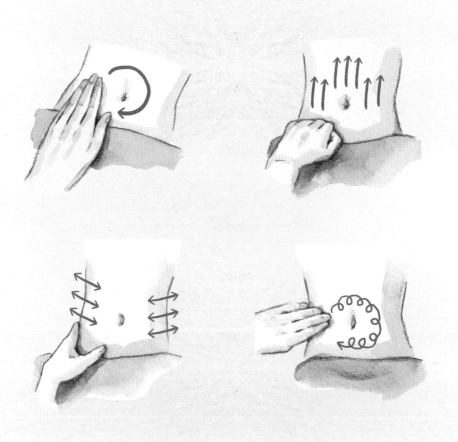

再见下垂臀

1 掌面长推滑抚臀部，由下往上提臀。

2 握拳，四指关节在脂肪囤积处推滑。（不需太大力气，应避免出痧）。

3 可局部加强，以三指的指腹快速捏弹臀部脂肪。

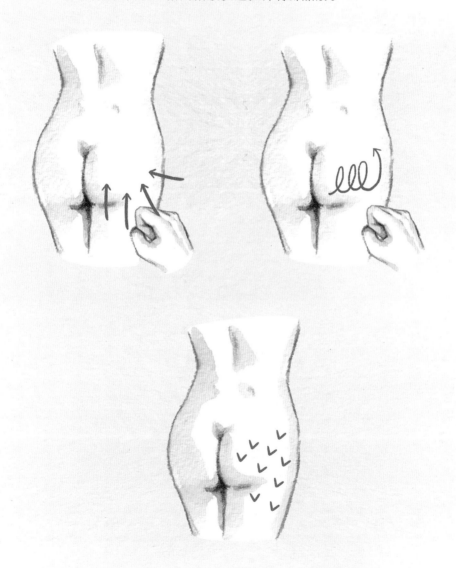

再见肉肉脸

1 以三指的指腹长推滑抚脸部（脸颊、嘴角、脸周、额头），顺着箭头方向推滑。

2 握拳，四指关节由下往上长推滑抚双颊。（不要用力，轻柔地上推即可）

3 最后以三个手指的指腹轻柔提转脸颊、鼻梁、额头。

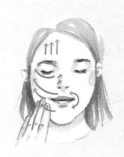 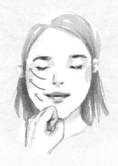 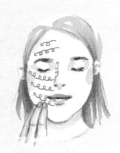

＊按摩脸部时，动作需轻柔

　　脸部肌肤比身体的其他部位更为细腻、脆弱，因此，无论是精油品项挑选，还是剂量调配，甚至按摩手法都应该以安全、轻柔为准则。应排除刺激性较高的发热性精油品项（如黑胡椒、肉桂、姜、胡椒薄荷等，而气味较为强烈的岩兰草、广藿香、樟脑迷迭香等，也不建议在脸部按摩时使用）。

　　用于脸部燃脂拉提时，您可选择抗老回春的大马士革玫瑰或平衡镇静的甜橙、波旁天竺葵、维吉尼亚雪松、玫瑰草，以及能够去水肿、紧致肌肤的柠檬、葡萄柚等。在脸部使用时的调配剂量以 1% 为佳（5mL 基础油 +1 滴精油），按摩时应避开眼部，并注意按摩期间皮肤的变化，每次以不超过 10 分钟为限。

肩颈与全身放松

　　针对背部和肩颈，仅在按摩球的帮助下，也可达到放松舒压的功效哦！先找一面稳固的墙面，也可躺在地面操作。避开骨骼，将按摩球放置于酸痛的部位，之后贴紧墙面，身体左右摆动或蹲站，使按摩球滑动并施压在所需部位。试一试吧，这样透彻的舒适感绝对不是言语可以表述的哦！

　　不仅如此，这种按摩球也十分合适用于长辈们，为他们纾解压力，但按摩球需谨慎选择，不要用材质过硬的按摩球，应在有靠背的椅子或稍硬的床铺上使用（但需避开脆弱的骨骼或关节），对于促进循环也有帮助哦！

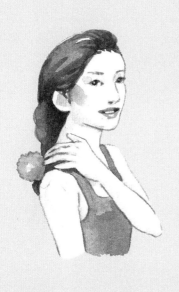
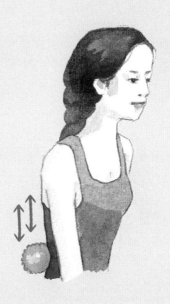

按摩除了能促进人体新陈代谢、加速细胞更新，缓解脂肪囤积外，纾压性按摩也有助于身心愉悦、放松，从而缓解身体疼痛，增强人体弹性与循环活络，释放压力。

　　纾解头部压力时，你可以简单揉捏或搓揉、滑抚，当然也可使用不过于坚硬的替代型按摩辅具，如宽的梳子或按摩球。

头部减压

1 指腹揉捏，放松肩颈。

2 以手掌大面积由上而下滑抚头部。

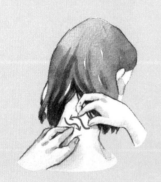

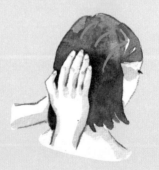

3 以十指指腹在头部上下
来回滑动。

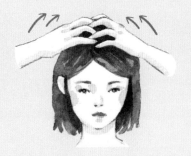

4 由上而下，以指腹逐步指压
头部后方。

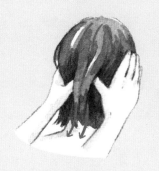

5 十指扣住头部上方，以
锯齿方式滑行。

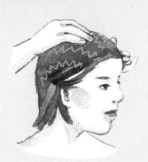

6 以指腹揉转按摩头皮，由上
而下。

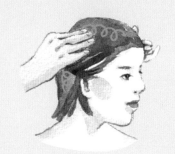

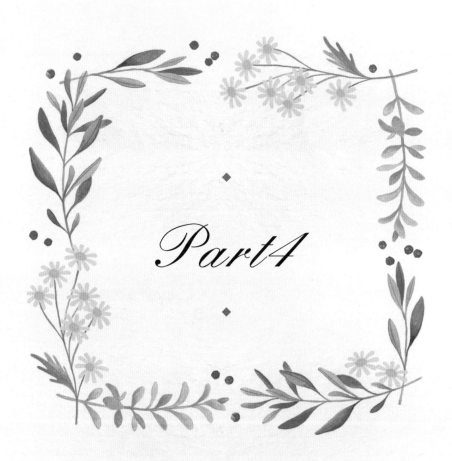

Part4

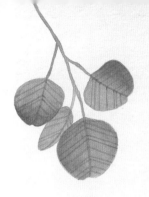

减压又塑身！日常芳疗无所不在

·第一阶段：嗅闻香氛，缓解情绪压力
·第二阶段：改善代谢的居家运动与手作
·第三阶段：香料香草饮食，滋润养护身心
·第四阶段：优质好眠有助于稳代谢、排脂肪

第一阶段：
嗅闻香氛，缓解情绪压力

芳疗是非常生活化的自然疗法，有很多方式能让大家在家体验，所以这个章节将分享不同的日常芳疗，打开你的五感，进而安定心神、辅助塑身，让你不单能通过芳疗塑身，更能通过身心回归，重拾舒适的状态。

如前面篇章所言，压力与脂肪积聚有关，所以第一阶段，先以最简单的嗅闻香氛的方式，让大家稍微缓解平时的压力。压力虽看不见、摸不着，却足以翻江倒海，影响着每个人的健康与心绪。既然外界环境无法改变，那为何不运用大自然的元素，跟随芳疗的步伐，感受曼妙的喜悦呢？

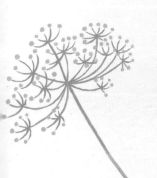

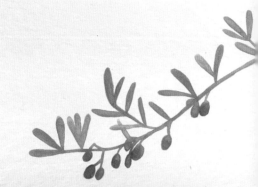

为了让香氛散发，可简单搭配居家素材，所有能够吸收或储存精油分子的纸质、陶瓶、木片、球果、石膏等，都可以直接滴入你喜爱的精油，用以改变空间气息样貌，营造暖心氛围。

您可在炙热的夏季，滴上两滴葡萄柚精油在随身携带的折扇扇面上，每当手持折扇轻摇时，葡萄柚的香气扑鼻，瞬间驱逐走盛夏的拥挤与不适，仅存酸甜愉悦的果香。当你身处密闭嘈杂的客运车厢，气味复杂，你可掏出事先滴有一滴茶树精油的手帕，轻轻覆盖口鼻，吸嗅清新净化的芬芳，一整日的乌烟瘴气即刻烟消云散，享受微风轻抚般的身心舒畅，与我一起漫步进入芳疗的日常家居，探索香气的疗愈秘境吧！

个人专属的情绪急救箱

除了空气传导，对于通过皮肤吸收精油而言，有更简单的方式供大家使用，那就是小巧好携带的滚珠瓶，它可以随时给你无穷的香氛力量。滚珠瓶的设计能够使精油透过皮肤，抚慰喜怒哀乐，影响人的情绪。关于情绪调理，你可以试试下列配方：

· 悲伤痛楚时
  基础油 5mL + 大马士革玫瑰 1 滴 + 檀香 1 滴 + 甜橙 2 滴

· 身心疲惫时
  基础油 5mL + 佛手柑 2 滴 + 茶树 1 滴 + 西伯利亚冷杉 1 滴

· 精神涣散时
  基础油 5mL + 柠檬 2 滴 + 迷迭香 1 滴 + 胡椒薄荷 1 滴

·需要勇气时

基础油 5mL + 茉莉 1 滴 + 月桂 2 滴 + 姜 1 滴

| 调制方式 |

取一个消毒过、瓶内完全干燥的滚珠空瓶，逐一滴入所需精油，再加入基础油，接着盖上滚珠内塞，轻柔摇匀，即可开始享受专属于你的馨香。你可将调油涂抹在前胸及耳后，以双手滑抚涂抹，让精油通过肌肤渗透，启动辅助性疗愈，然后再搓揉双手，让手心靠近口鼻，深沉缓慢地吸嗅，使香气进入人体的边缘系统，借以调整生理与心灵，赋予人体支持的力量，达到情绪调理的效果。

| 注意事项 |

所有的调制精油需放置于玻璃容器中，不建议使用其他材质。通常，市售的容器大多未经清洗，因此在储存精油之前应提前消毒处理，可采用煮沸消毒法，此方法需将玻璃容器放置沸水中至少煮沸 5 分钟，再小心夹起，摆放阴干。又或者倒入 75% 的酒精，摇晃数次后倒出，之后再倒入少量 95% 的酒精，帮助残留水分挥发，待酒精气味挥散后即可使用。

清爽香氛喷雾制作

如果觉得油性介质在夏季里过于厚重，改用芳疗喷雾水剂是很好的选择！喷雾剂型能够直接喷洒，方便使用在空间净化及身心护理方面，所需材料除了精油之外，还需水性基底及乳化介质。用于空间净化的水性基底使用化妆品级纯水或蒸馏水，而调制护理身心的喷雾，则可添加纯露以增加喷雾的效能。

调制喷剂的乳化介质，市面上多采用酒精调制，然而芳疗之于人生，以期通过自然疗愈的方式给予协助，所以就芳疗而言，酒精对于肌肤或健康并不是最好的选择，建议芳疗应用以伏特加替代酒精。调制精油分为脸部使用和身体使用，两者的差别在于精油品项的选择及剂量的多寡。

脸部芳疗喷雾多用来保湿及身心情绪照护，身体芳香喷雾则用来保湿或呵护局部肌肤，需要准备的素材有精油和介质，像伏特加、纯水或纯露等。

1 精油

需衡量肌肤状况及日常生活状态，如季节、环境及阳光照射等。为避免伤害，精油在脸部使用时需控制在 0.5%~1%（针对面疱或纯疱疹局部短期使用除外），而品项选择则需依皮肤需求调配。

2 介质

精油不溶于水，必须依靠介质与水结合，其介质多为基础油、脂类及酒精。基础油应用多适合冬季，或少量使用在喷雾中作为保湿。脂类的部分，在芳疗中多使用脂质，如全脂鲜奶，可在泡澡时协助精油溶于水，然而不适合用于喷剂使用（应该不会有人想将鲜奶喷在皮肤上吧）。酒精是手作物品常见的基质，芳香町剂即是将植物浸泡在酒精之中放置，以萃取出植物精华而闻名。但酒精的特质是以杀菌为主，故此种町剂可用于局部消毒或清洁，并不建议添加到皮肤使用的精油喷雾中哦！

为寻求精油的天然特性，建议以伏特加替代酒精。市售伏特加的酒精浓度多为 40°，适合用来调制喷雾类手作，但如果选择精油为基调，则可另行采购 80° 或 95° 的伏特加。这款伏特加浓度足够大，可协助精油调制或作为精油香水基底，但也因其浓度稍高，调配香气时也需考虑酒精气味的残留。

3 纯水与纯露

芳疗调制纯水指的是经过蒸馏或是专用于保养品调制、去除矿物杂质的纯水。纯露为精油萃取蒸气，是蒸馏法的产物，其功能特性虽然不能等同于同款精油，但是并不代表其效能不及精油，纯露保留了安抚镇定的酯类成分，十分适合用来调制喷雾、化妆水及凝胶、乳霜类的芳香保养小物。需要注意的是，纯露气味各有特色，故调配时即需将气味考虑在内，或者使用半调和蒸馏纯水，以便香气调配。

| 喷雾调配方式 |

* 紧致排湿身体喷雾　30mL
　葡萄柚精油 12 滴
　天竺葵精油 10 滴
　黑胡椒精油 2 滴
　伏特加 3mL
　荷荷巴油 3 滴
　薄荷纯露 26mL

* 紧实净化脸部喷雾　30mL
　橘子精油 3 滴
　玫瑰草精油 2 滴
　天竺葵精油 1 滴
　伏特加 3mL
　荷荷巴油 3 滴
　纯水 26mL

| 使用方式 |

每次使用之前稍微摇匀，即可随意喷洒在身体或脸部，但需避开眼睛或黏膜部位哦！

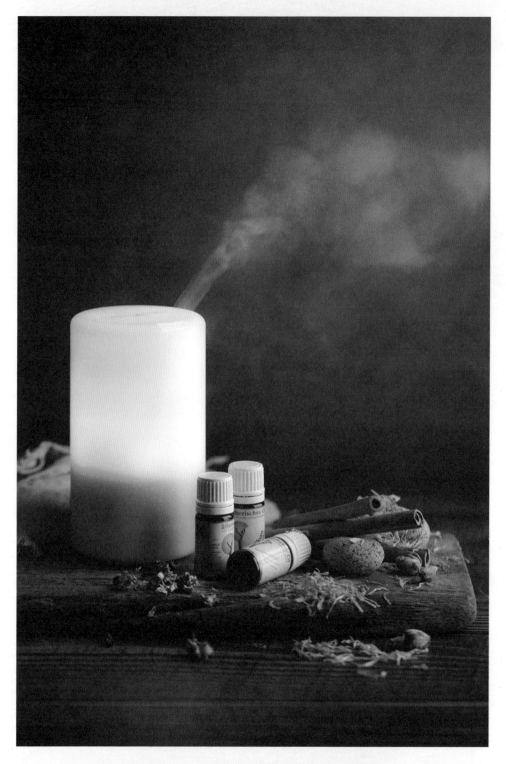

空间香氛与保养蜡烛制作

空间香气的应用在日常生活中十分常见，一般来说，居家的舒适环境除了光线、色系、温度、座椅布垫肤触的感觉外，空间里的气味也是影响情绪的因素。在家居生活中，气味可使情境更加丰富，营造出安逸或狂野的氛围，我们可以按自己喜欢或需要的氛围调整空间的香气。

当进行香气陈设时，可用喷雾挥洒布置，也可点燃香氛蜡烛，在跃动的烛光中享受香气的美好。市售香氛蜡烛的主要成分为基底油脂、精油、色素或植物花材。做蜡烛的油脂需要将液态油脂与固态油脂混掺，如果是制作一般的芳疗蜡烛，多以硬脂乳油木果脂或市售蜂蜡混合，隔水加热至完全溶解后，温度确认后（控温在50℃以下）再滴入精油，接着搅拌均匀，可依喜好添加色素与花草干材，再倒入已将蜡烛芯固定好的容器中，摆放至温度下降，待完全凝固后即完成手作香氛蜡烛。只要把添加的素材稍微变化一下，即可制作直接涂抹在肌肤上的保养蜡烛，触感温热，非常舒适，特别适合在冬日里使用哦！

需注意的是，制作涂抹在皮肤上的保养蜡烛时，需注意温度的掌控，计算各油品熔点并确认温度，一般硬软式油脂的熔点在瓶身上有标注，熔点50℃与60℃即有很大的差异，得通过液态油品的添加来降低熔点温度。适合肌肤使用的保养蜡烛的温度必须控制在38~40℃（不宜超过42℃，否则可能会烫伤皮肤），因此制作保养蜡烛时，需要经常用温度计调控确认温度。

温油使用有别于调制按摩油，因为温度的提升有助于毛孔微张，加速精油吸收并促进体表循环以增强精油的功效，特别适合用于循环不良

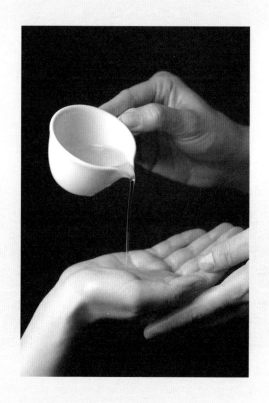

的众多相关症状。举个例子，我有一位长期失眠的朋友，经过芳疗咨询后，我发现其失眠的状况与季节有关，冬季失眠尤为严重，评估其身心健康状况一般，故香气调配选择温蜡剂型。通过温度改变，不仅改善了她手脚冰凉的现象，也消除了长期难以入睡的困扰。

　　下面分享一款"舒眠香氛温油蜡"的做法，让你沉浸在香气疗愈的世界里，拥有暖心、暖身的舒适好眠。

芳疗 · 小手作

舒眠香氛温油蜡

成品容量
50mL

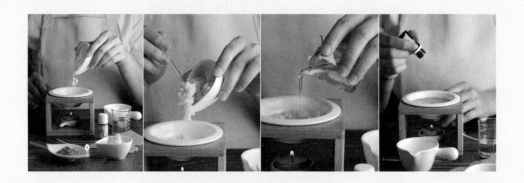

1	2	3	4

| 素材 |

天然蜂蜡 10g
软式乳油木果脂（保养级）15g
荷荷巴油 15mL
甜杏仁油 10mL
3% 复方纯精油
有机干燥花
尖嘴容器 1 个
蜡烛芯 1 根
木棒 1 对

| 步骤 |

1 取 15g 软式乳油木果脂。

2 加入 10g 天然蜂蜡，混合。

3 倒入荷荷巴油 15mL、甜杏仁油 10mL，
   加热至蜡质熔化。

4 调控温度 50℃以下，加入 3% 复方纯精油，
   轻柔搅拌（推荐配方：岩兰草 6 滴 + 甜橙
   12 滴 + 缬草 4 滴 + 玫瑰木 8 滴）。

暖暖的温油蜡能够在秋冬为你驱逐寒冷，带来丝丝暖意，升高体表温度，增加肌肤润泽度，促进循环活络。油蜡使用以身体涂抹为主，使用时仅需点火助熔，吹熄火苗后，滴数滴于手心试温后，即可涂抹于皮肤上。

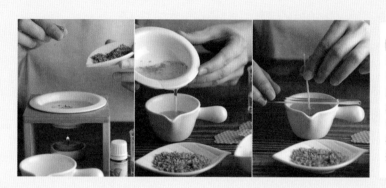

温油塑身小秘诀
只要改变精油品项，即可用来协助塑身燃脂哦！配方如下：黑胡椒3滴+葡萄柚5滴+肉桂2滴+甜橙5滴（搭配书中的按摩技法使用）。

| 5 | 6 | 7 |

| 成品 |

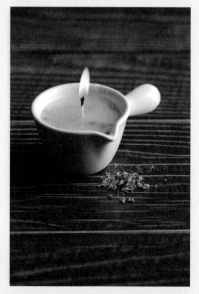

5 撒入些许桂花。

6 倒入固定好蜡烛芯的尖嘴容器中。

7 待降温凝固后即可使用。

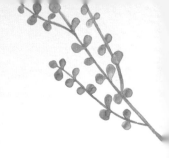

第二阶段：
改善代谢的居家运动与手作

人体循环依赖于心肺功能和体能，除了先天体质和情绪的影响外，想要改善人体循环需要身体力行，运动是推动人体循环的不二法门！

根据现代人的作息，我们提倡"357 运动新准则"，具体为"每次运动 30 分钟、每周 5 次、每次运动心跳达到最大心率的 7 成"（最大心率为 220 减掉实际年龄，再乘以 0.7 为理想的运动心跳），大概是有些气喘但还能说话或微微出汗的程度。

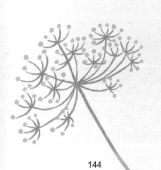
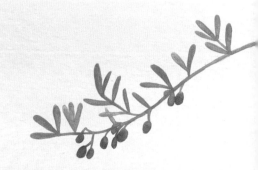

运动的方式众多，大致可分为有氧运动和无氧运动，运动种类不分好坏，重点是评估自身状况，避开不适和禁忌，然后结合环境、体能、时间、空间等因素，再符合357运动原则并能够持之以恒，那就是你很好的选择！

针对忙碌的你，我来分享一种减压舒缓的方式。在拖着疲惫的身躯回家后，我们可以香氛沐浴，释放疲惫，让喜爱的音乐在空间里回荡，进行简单的肌肉锻炼及减压消脂的运动，而且适用于任何脂肪类型哦！

入门版！靠墙深蹲

靠墙深蹲的强度不如一般深蹲，但适合肌力不足的人或初学者，作为提高肌肉力量和促进循环动力的阶段性基础训练。该动作可锻炼股四头肌、臀中肌、臀大肌等。

｜动作要点｜

`1` 头部、肩背、臀部贴近墙面，双脚与肩同宽，臀部夹紧后往前跨出。

`2` 背部沿墙面下滑，臀部与后膝的角度需保持90度。

`3` 重心放至髋部，膝盖弯曲不超过脚尖。

`4` 每次深蹲维持3~5秒，15次为1组，每回3组。每组间隔30秒。

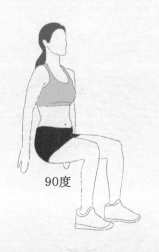

90度

进阶版！深蹲训练

深蹲为全身性的核心训练，会动用到全身 70% 的肌肉群，用以促进循环代谢、强化肌群力量，让松垮的下半身恢复紧致。该动作可锻炼股四头肌、臀中肌、臀大肌、股二头肌等。

▎动作要点 ▎

1 双脚与肩同宽，髋部后推，臀部下移，膝盖随即弯曲。吸气下蹲。

2 双手同时抬起置于胸前，脚尖平贴，重心放置于脚跟处。

3 大腿平行或略低于平行线，小腿与上半身平行。

4 大口吐气。腹部、臀部紧缩站起。

5 12 次为一组，每回 3 组。每组间隔 30 秒。

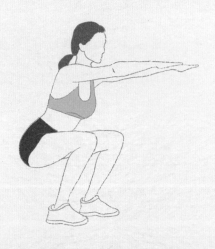

注*

　　如果下蹲时，前脚膝盖无法呈 90 度，请试着挪动调整前脚距离。另外，后续如果已适应该动作，可手持哑铃或矿泉水瓶以增加负重，提升训练强度。

练核心！平板支撑

平板支撑是以前臂及脚尖接触地面，将身体平地撑起的核心必备训练。该动作使全身活动性提高，有助于平衡脊椎、肋骨及骨盆等部位，肌群作用广泛。该动作可锻炼腹直肌、腹外斜肌、盆底肌、竖脊肌、臀大肌等。

┃ **动作要点** ┃

1 俯卧姿，双手肘撑地，双脚与肩同宽。

2 以肚子、腿部肌肉群将身体平行撑起，用双手手肘和脚趾尖支撑稳定身体。

3 双脚伸直，腹部紧缩，手肘维持 90 度角，脊椎（包括颈椎）保持直线。保持正常呼吸。

4 每次撑起维持 30~60 秒，每回 5 组。每组间隔 60 秒。

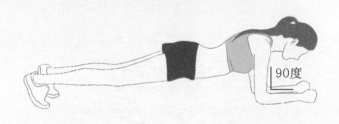

注*

只要姿势正确，就算只有 10 秒的耐力，也是很棒的开始，逐渐延长时间，坚持即能看到成效！

祛脂排湿的沐浴盐制作

"我爱您就像爱盐一样，不多不少。"这句来自莎士比亚名剧《李尔王》中耐人寻味的台词，表明了人们对盐的喜好。盐不仅只能作为烹饪调味，用来热敷浸泡的功效更显绝妙。制作沐浴盐时，可以选择海盐、泻盐和玫瑰盐，其功效特性如下：

海盐：
含有氯化钠、镁、锰、钾等丰富的矿物质，虽然有净化的功效，但不宜过度使用，否则有皮肤干燥的风险。

玫瑰盐：
属于岩盐，地壳变动的产物，富含众多矿物质，纯天然无污染，故市售价格较为昂贵。

泻盐：
又名硫酸镁，属于天然的精制盐，具有绝佳的排湿功效，能够加速新陈代谢、排除乳酸、消除疲劳，特别适合用来燃脂塑身哦！

制作沐浴盐所需准备的材料非常简单，而且可替换个人喜爱的植材或香氛，加入干燥花草或矿物粉末也是不错的选择。市售常见的姜黄粉、肉桂粉、茶叶等，各有千秋，能够加速体表循环，另外绿石泥、红矿粉等矿物素材有促进代谢的功效，可根据自己的需要每日替换沐浴盐，材料准备与调配方式如下。

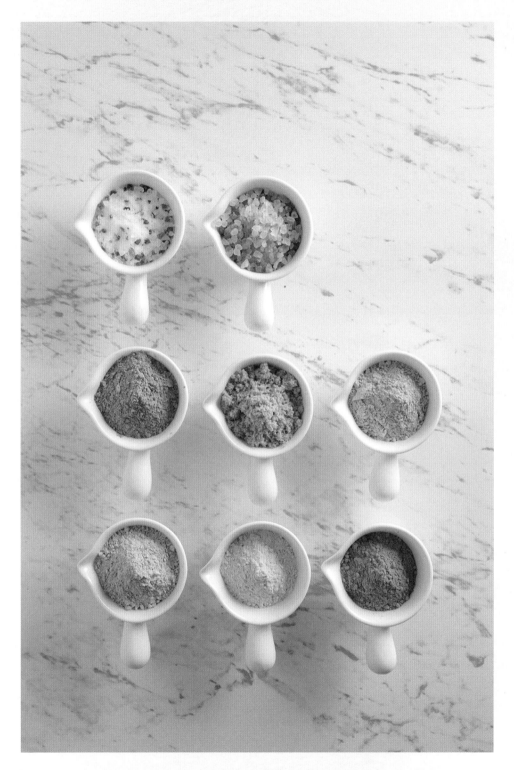

一般沐浴盐配方

| 材料 |

泻盐 200g

基础油 2~4mL

调和纯精油 40 滴（1%）

植材：依喜好适量添加（如干燥花草、姜片、茶叶、矿物粉末）

| 调配方式 |

`1` 将 1% 的调和纯精油预先混合适量基础油。

`2` 倒入以玻璃盆或木制盆盛装的泻盐之中，搅拌均匀。

`3` 依个人喜好加入干燥花草拌和即完成（植材最好用茶包袋装好，否则浸泡之后需用网捞起漂浮在水面的花草）。

祛脂排湿沐浴盐配方

| 材料 |

基础油 2~4mL

调和纯精油 40 滴（葡萄柚 15 滴、丝柏 12 滴、黑胡椒 8 滴、胡椒薄荷 5 滴）

泻盐 200g

植材（肉桂粉 20g）

使用沐浴盐可采用全身浸泡法和局部浸泡法，全身浸泡如同一般的泡澡，应避免水温过高（39~42℃即可），因为泻盐具有促循加温的特性，如果水温过高，可能导致循环过度而造成不必要的伤害。

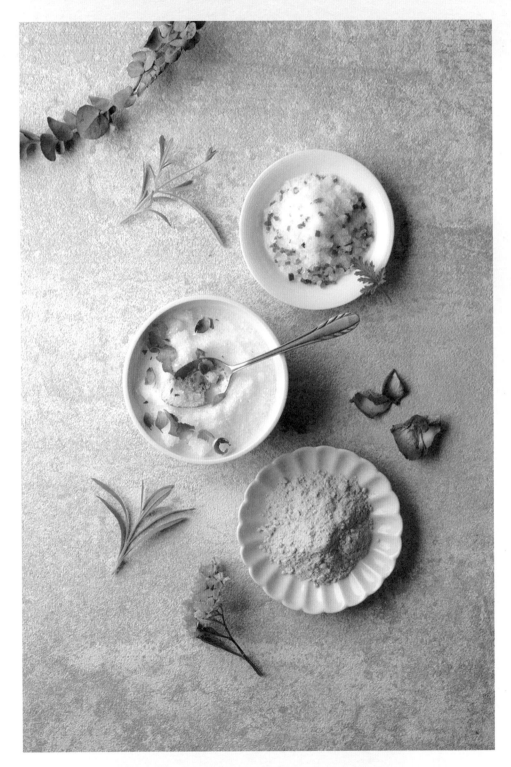

用沐浴盐全身浸泡时

全身浸泡的时间以 10~15 分钟为佳，搭配使用调制沐浴盐，可协助无法久泡或需要短时间见效的人们，达到促进循环的功效。你可以在浴缸里加入 30g 左右的沐浴盐，用手轻搅至溶化，即可开始享受喽！

身体虚弱、高血压（正处发作期）、癫痫（需有人在旁照料）、有伤口，以及发炎的人，都需要留意浸泡的方式与水位高度。如果你咽喉发炎，浸泡水深即应在咽喉之下，否则热水浸润或许会加重发炎症状。同理，当遇心肺不适时，水深即应下降避开心肺；当胃肠不适或有妇科炎症时，水深就应再下降；如果大腿、膝盖疼痛发炎，则水深就势必再往下调整。千万别小看足浴浸泡，只要搭配祛脂排湿的沐浴盐，其促循环的功效将让你大为赞赏。

用沐浴盐局部浸泡时

局部浸泡不单指足浴浸泡，还包括手部浸泡哦！人体末梢通常是循环最弱的部位，如果在末梢处增加温度，促进血液流畅，则有助于人体循环活络，达到促进血液、淋巴循环的功效，从而帮助新陈代谢。你可以在手浴或足浴的盆子里加入约 20g 的调制沐浴盐，用手轻搅至溶化，即可开始享受喽！

手部浸泡特别适合卧床病患或照护长辈，手浴操作简单，不受空间的影响，而且时间短。水温不仅可以促进末梢循环，还可以增加温暖的感受，能够近距离吸嗅精油挥散的香气，达到暖心愉悦的功效。

辅助代谢的香拓包制作

除了沐浴盐外，香拓包也是非常适合居家使用的芳疗方式，植物香拓包类似于中式药草包，主要是利用植物药理气息，通过蒸气挥发扩散药性，放置皮肤贴敷，其药理特性经皮吸收，有助于改善人体机能。关于循环代谢的植材建议如下：

·生姜：祛寒湿、促循环、止晕吐
·川芎：活血行气、调经化瘀、驱风寒（头痛）
·艾草：通经活血、理气血、祛寒湿、暖子宫
·红花：妇科及伤科良药、活血化瘀、调经止痛

通常，芳疗运用多制作成有握把的圆形香拓，便于在顾客身上操作或滑动。但一般居家使用的话，可简单缝制布包，再将所需植材塞入其中，之后用针线缝合收口，用家中电锅、蒸笼、微波炉等加热使用。使用十分便利，需避免温度过烫，避开发炎部位，再贴敷放置在肌肉疼痛部位和末梢循环不良处。可改善身体冰冷现象，活血化瘀，舒缓止痛！

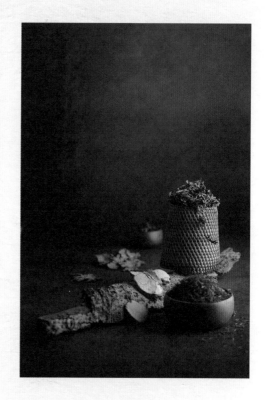

植物香拓包

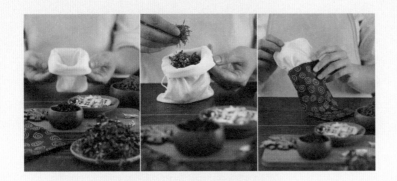

| 1 | 2 | 3 |

| 步骤 |

1　准备一个棉布袋。

2　把植材塞进棉布袋里。

3　将棉布袋的绳子束紧，放入花布中。

该植物香拓包加热后即可贴敷局部使用，但
应避免贴放在发炎部位。

| 成品 |

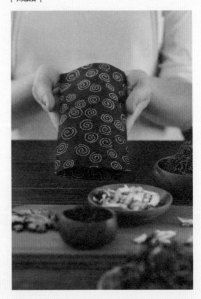

香拓包的保存建议

手作香拓包经过加热后，可以使用 5~10 次，但需要注意，加热的方式可影响香拓包的使用寿命。若用一般电锅或蒸笼加热，由于是水蒸气加热，香拓包中含有大量的水气，尽管药草功效能释放而出，但不易保存，要注意防止发霉。每回使用完后，请放置密封袋中在冰箱内储存。

使用微波炉加热是我常用的方式，其水气较少但温度不易持久，使用上可避免药液污染，且不易发霉，便于保存。使用微波炉加热也有诀窍，首先，裁制的布料必须适用于微波炉，且需避免强力微波，中度微波时间仅需 10~15 秒，否则可能导致植材烧焦。

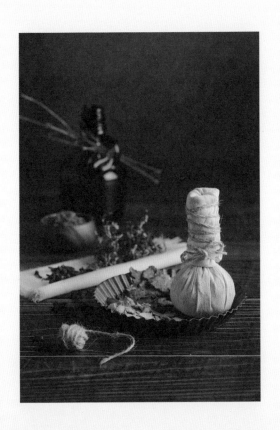

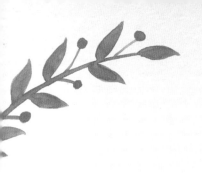
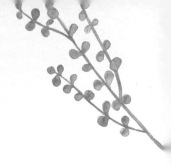
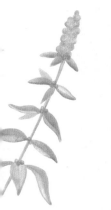
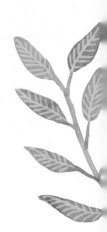

第三阶段：

香料香草饮食，滋润养护身心

　　芳疗不仅是嗅闻、运动、居家手作，也包含饮食。毋庸置疑，在五花八门的香气世界里，与生活家居最为相关的非香料莫属。你也可以试试以下列香料入菜。

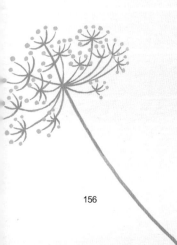
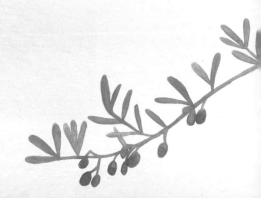

香气融入日常饮食

黑胡椒：

黑胡椒味道辛辣、性温热，具有化痰、促循环的功效。夜市里香气弥漫的黑胡椒铁板面，以及餐后那碗撒上胡椒粒的玉米浓汤，正热气腾腾地散发着极具暖性的黑胡椒馨香。

肉桂：

肉桂是常绿乔木"肉桂树"的内层树皮，有助于提升记忆力。记忆中，童年的杂货店有一款肉桂口味的咀嚼纸，放入口中总是一阵辛辣，气味冲鼻，肉桂的甜味也在舌间慢慢地化开，真是让人回味无穷。

茴香籽：

茴香属于胡萝卜科开花植物，烹调入菜主要使用其籽。这也是记忆中老家的味道，奶奶总爱亲手制作一锅卤味，豆干、海带、卤蛋，搭配浓浓的八角茴香，让人食欲大开。

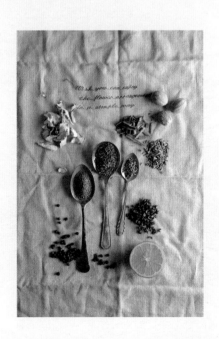

山鸡椒（我国台湾称为"马告"）：

又称山胡椒，春天开花，夏季结果，略带胡椒与柠檬的气味。每到山林，那让人垂涎欲滴的马告香肠与马告豆干，总是香气四溢，弥漫林间，让人久久难忘。

花椒：

花椒性味辛麻、驱寒解毒，可以促进血管扩张、降低血压，有助于新陈代谢。这美妙独特的麻辣气息在川蜀锅中最为常见，花椒温阳补肾，带来阵阵暖意。

生姜：

中国人主要用于补气养身，而且有着止咳止吐的功效，还有助于改善消化功能，缓解末梢冰冷的现象。因此，在寒冬之际，家中总是弥漫着一股浓浓的姜片香气，那是妈妈熬煮的姜母茶或是祛寒保暖的姜母鸭。

消水肿助代谢的香草茶饮

香料植材除了入菜，也可以通过冲泡撷取精华，一杯茶饮的时间，可以暂且沉淀身心，享受片刻的宁静。当心境安适了，人体中枢神经必将平稳运行，血液循环和新陈代谢也将增强。接下来我会介绍几款可以消水肿、助代谢的香草茶饮。

| 冲泡与饮用方式 |

购买市售花草茶前，请确认其是否通过检测，确认无农药或有害物质残留，以免让人体造成伤害。不建议以热水冲泡，因为热水较容易溶解释放出残余毒物，而且易破坏花草原有结构，影响功效或口感。夏天时，也可以冷泡花茶，只要稍稍等待，即可享受其原味口感，如同徜徉在花丛原野，十分舒畅。

Herbal tea 01

玫瑰茶

玫瑰属于蔷薇科植物，象征着美丽与爱情。新鲜玫瑰花瓣可以通过脂吸法及蒸馏法萃取出少量极其珍贵的玫瑰精油。它的香气高雅宜人，被称为"精油之后"，具有调理子宫、平衡激素、安抚情绪的作用。

| 饮用禁忌 |

· 经期经血量多时避免饮用

· 孕期避免饮用

如果希望效果更显著，可取玫瑰 12 朵加上无核黑枣（加州梅）4~5 颗，一同放置杯中，加入约 500mL 热水，盖上盖子，等待 15 分钟即可饮用。可重复冲泡，每日一份为限。肠燥症忌用。

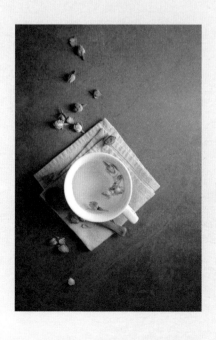

Herbal tea 02

蝶豆花茶

蝶豆花富含花青素，具有卓越的抗氧化功效，并可作为天然染色剂。蝶豆花茶有助于促进人体循环、提高基础代谢、降血压、预防血管病变、改善眼睛不适。

| 饮用禁忌 |

· 经期经血量多时避免饮用

· 孕期避免饮用

· 服用抗凝血药物期间避免饮用

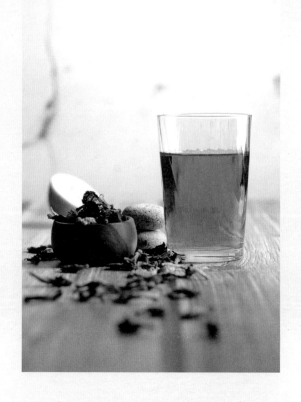

Herbal tea 03

马鞭草茶

马鞭草具有清热解毒、活血通经的特性。马鞭草茶有助于消除水肿、抗炎止痛、凉血解热。

| 饮用禁忌 |
· 经期经血量多时避免饮用
· 孕期避免饮用

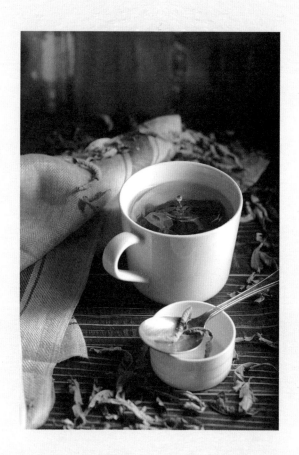

Herbal tea 04
罗马洋甘菊茶

洋甘菊是历史悠久的药用植物，具有特殊的疗愈特质，主要用于镇定舒缓、缓解焦虑、抗发炎、止痉挛。罗马洋甘菊茶有助于消炎缓敏、安神助消化。

| 饮用禁忌 |

·孕期饮用时，请稀释

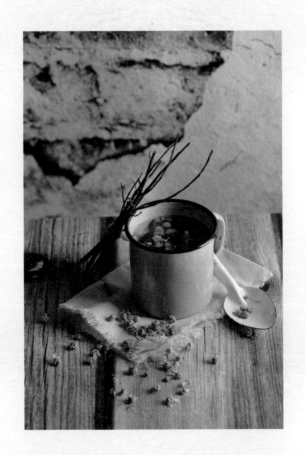

– 美容养颜　消除疲劳 –

甜菊叶茶

甜菊叶含有低能量甜菊素的甜味物质，甜味比砂糖高百倍，可代替糖类产品。甜菊叶茶有助于增进活力、养颜、燃脂、消除疲劳、调整血糖。可用于搭配其他花茶，增加甜味。

| 饮用禁忌 |

· 孕期避免饮用

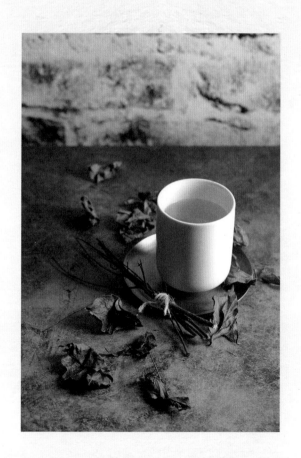

- 提神醒脑　健胃消胀 -

薄荷叶茶

薄荷味辛性凉，祛风促汗。薄荷叶茶有助于提神醒脑、兴奋中枢神经、抑制平滑肌收缩，帮助健胃消胀气。

| 饮用禁忌 |
· 孕期、哺乳期避免饮用
· 夜晚避免过度饮用

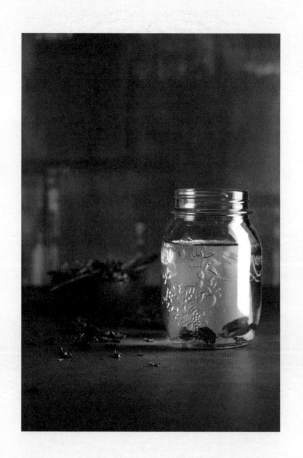

滋润肌肤、促进循环的香料浸泡油制作

早在数千年前，香气就广泛应用于生活调味中了，除了能为饮食增添乐趣外，还刺激着我们的感官。气味也可以通过浸泡方式取得，经过油脂的浸泡，植物香气能够释放在油品之中。让我们一起来制作保养皮肤的油脂吧！制作浸泡油脂时，可根据需求调制，针对皮肤护理分为"滋润肌肤"和"促进循环"两大类。

滋润肌肤

可以浸泡干燥的玫瑰（抗老回春）、罗马洋甘菊（镇静止痒）、金盏花（消炎滋润）、紫草，也可取新鲜的迷迭香、茶树细枝或薰衣草、橙花、桂花等作为油浸材料的选择。

促进循环

添加磨碎的种子或根茎（如生姜、黑胡椒、姜黄等），或使用香拓包内的材料，如活血化瘀的川芎、艾草及红花，十分合适用来萃取制作哦！另外，可在中药房购买乳香和没药（需请店家磨成粉末），取之浸泡能够获得极具特色的香气，不仅极具保护特性，更能周全肌肤照护。

一般市售肌肤专用的大宗基础油脂为橄榄油，然而橄榄油分子较大，可能会堵塞毛孔，建议用半稀释橄榄油，以甜杏仁油或荷荷巴油替代。

|浸泡小秘诀|

香料浸泡需准备宽口玻璃瓶，放入已处理好的植材，直接倒入基础油脂，放置窗边（阳光勿直射），6~8周即可用漏网或沙袋沥出已吸收精华的浸泡油脂，放置阴凉处储存，视需要使用即可。

浓厚圣约翰草浸泡油

| 材料 |

橄榄油 800mL + 荷荷巴油 200mL　　地黄 30g

圣约翰草 100g　　　　　　　　　乳香 30g

当归 30g　　　　　　　　　　　没药 30g

白芷 30g　　　　　　　　　　　防风 30g

| 制作方式 |

将上述植材浸入 1000mL 的油中，放置约 2 个月后沥出油脂，再浸泡第二批新植材，从制作到完成总共 4 个月，可取得浓厚圣约翰草浸泡油，此款浸泡油可直接用于筋骨肌肉酸痛处，消炎止痛、活血化瘀。

| 延伸应用 |

香料浸泡油也可以用作口漱油脂，多用来消炎、杀菌、止痛，可用作牙周的日常保健。使用上述滋润型植材，再添加丁香（万用的口腔保健香草），用可食用的天然植物油脂浸泡即可哦！一般口漱基础用油多建议选用橄榄油、芝麻油及葵花籽油。

| 口漱油使用方式 |

每次约 15mL，可于上午起床刷牙后或睡前刷牙后使用。将口漱油轻轻含在嘴里让油脂浸润口腔，15 分钟后将油吐掉即可！

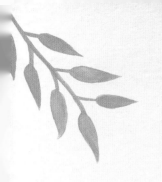
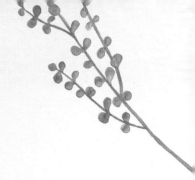

第四阶段：
优质好眠有助于稳代谢、排脂肪

　　许多人会忽略这一点，睡眠和胖瘦有着密切关系，睡得好、睡得饱才能稳定神经系统，调节内分泌。人体循环通畅了，才有助于排湿减脂，基础代谢率自主性提高，脂肪自然不易囤积。

　　对于压力过大的现代人来说，好好地睡一觉似乎很难，但睡眠是影响健康的首要元素，不可忽视！我们可以通过芳疗，辅助人体调整到好入眠的状态，进而练习进入深层睡眠，久而久之，细胞就能恢复正常的代谢速率，让你不易老化，也有利于消减脂肪，恢复正常曲线。

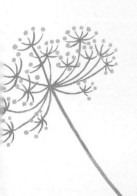
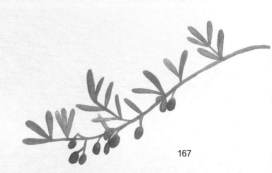

拥有足够的睡眠是健康的必要要件，然而，"足够"并不意味着时间长，应当以"品质"论断。人体的睡眠包括快速动眼期（REM）和非快速动眼期（NREM）。非快速动眼期又可分为浅层睡眠期及深层睡眠期。当睡眠周期进入深层睡眠期时，人体的心跳、呼吸与脑部消耗能量及身体血流量都会骤降，也唯有此时，大量血液流入肌肉，全身才有充足的养分供给所需，进行组织和细胞修复。

纾压安眠六步走

　　善用芳疗元素，有助于提升睡眠品质。"五感共振"——色调灯光、肤触感受、气味馨香、温度体感、味觉飨宴，有助于良好睡眠。除了控制每日咖啡摄取量、白天不宜过度补觉、睡前 3 小时不宜激烈运动外，试着放缓脚步，跟我一起进入安稳沉静的舒眠场域吧！

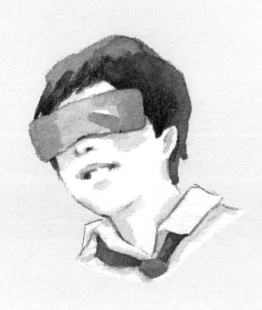

{ *Step 1* } 调整居家的色调灯光

色彩疗法（Colour Therapy）是一种古老的疗愈方法，发现于悠久的历史记载中，色彩疗法曾在古印度、古中国和古埃及风行。早在 1940年，俄国著名的科学家克拉科夫（S.V. Krakov）就已针对色彩疗法进行多次研究。研究发现，不同的色谱波长会引发人体神经系统的不同反应，例如，红色有利于情感、感官的觉醒，蓝色有利于镇定心神、舒缓焦虑，白色则能够让人感到自在、放松。

现代科学研究显示，绿色、蓝色等冷色调有助于缓解中枢神经过度兴奋，有助于安眠。而红色、橘色、黄色等暖性或亮系色调则刺激神经波动，不仅刺激肾上腺素分泌，更容易影响睡眠品质。有趣的是，英国旅游网站 Travelodge 曾调查过 2000 组家庭，发现使用蓝色寝具的家庭更能获得良好的睡眠品质。

灯光对于睡眠的影响更是不容小觑。启动睡眠机制的是大脑边缘系统内的松果体，松果体释放的褪黑素是日夜生理时钟的依据，能够兴奋副交感神经。当副交感神经兴奋时，人体警觉逐渐减弱，呼吸趋于平缓，紧绷的肌肉得以放松。

褪黑素的释放依赖光的刺激，通过视神经的传导刺激松果体。早期，人类日出而作日落而息，松果体在太阳升起时减少褪黑素的释放，让交感神经占据优势，增强人体活力。时近傍晚时，松果体因感受到光线逐渐减弱，而增加褪黑素的释放。褪黑素将通过血液传递到全身，不仅作为生理时钟的依据，更是人体的强效抗氧化剂，能帮助清除有害自由基，增强新陈代谢。

* 这样做，让你好眠！

为营造良好舒适的睡眠环境，需在傍晚之后逐渐减少光的刺激（电视、手机等都是光源）。如果你在家里，可于睡前的每隔 1 小时关闭一处光源，如此即可使人体本能回归，为舒适好眠做准备。当睡眠进行时，请务必"关闭所有光源"，否则任何一丝微弱的光线都可能使松果体作出错误判断，而影响睡眠及人体健康，也可能导致肥胖哦！

{ Step 2 } 肤触感受舒适安稳

虽然粗布衣裳较为自然环保，更有助于提升现代人的感官刺激，然而，为寻求沉静好眠，被褥的舒适也十分重要。我们应选择柔软、透气、能排湿的寝具，棉、软麻等材质是较好的选择。另外要注意定期洗涤，避免尘螨、污垢刺激免疫系统而影响了睡眠。

* 这样做，让你好眠！

洗涤被褥和衣物时，可滴入 2~3 滴的纯精油。已有研究显示，能够有效消灭尘螨的精油有丁香、茶树、甜茴香、迷迭香等。

{ Step 3 } 运用馨香气味助眠

舒眠馨香选择木心或花朵的气息，这类精油多富含能够镇定安抚的酯类成分。酯类分子能够协助安抚镇静中枢神经，让交感神经与副交感神经稳定交替，即可达到安定舒眠的功效。

* 这样做，让你好眠！

选择乳香、没药、檀香、岩兰草、马郁兰、玫瑰、橙花、穗甘松或缬草，滴 2~4 滴精油在木头或任何可以附着精油的摆件饰品上，当然如果家中有扩香仪、扩香石或精油扩香器也可滴入使用，通过香气挥散，安神助眠。

{ *Step 4* } 调整室内体感温度

理想的室内温度因人而异。研究指出，舒适的寝室温度为 22~25℃，被窝温度在 32~34℃时最容易入睡。研究团队通过脑波检查，测量受试者睡眠时脑神经细胞的电位变化，结果显示，受试者多数在 26℃的睡眠环境下有最佳的睡眠质量。这是因为，人体在睡眠时的基础代谢率会降低 10%~20%，体温也会从 37.1℃下降至 36.5℃，因此睡眠环境温度不宜过高，也不宜过低。

* 这样做，让你好眠！

在入睡之前，先设定 23℃的室温并开启舒眠功能，熟睡之际再逐渐回升室温至 26℃，即能营造一个优质舒适的睡眠环境。

{ *Step 5* } 晚餐后一杯花草茶有助于安神

花草茶饮有助于人体安神镇定，前文中介绍的罗马洋甘菊、玫瑰或薰衣草都是很好的选择，在晚餐 1 个小时后饮用，可暖心纾压，享受夜晚时光的沉静安适。

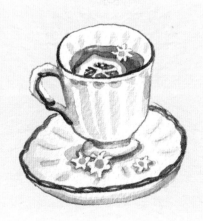

*** 这样做，让你好眠！**

或许你会担心饮用花草茶会增加夜尿频率而干扰睡眠，然而事实证明，细胞在睡眠时进行的新陈代谢仍然需要水分供给，花草茶饮也不像茶叶那样具利尿的功效，所以不用太担心，只要在睡前 2~3 小时适量饮用，即便无妨！

{ Step 6 } 维护呼吸好品质

呼吸与睡眠品质息息相关，深沉平稳的呼吸能够舒缓人体中枢神经，增强睡眠的安适感。人体呼吸以两种方式呈现：胸式呼吸和腹式呼吸。

胸式呼吸为吸气时胸腔鼓起，推动肩膀上提，其呼吸形态过于短促，易造成肩颈僵硬，并因氧气吸取不足，容易造成胸闷与细胞缺氧的现象。而腹式呼吸是全球公认的标准呼吸方式，氧气通过鼻腔进入气管、支气管，于肺泡处进行氧气与二氧化碳的气体交换。腹式呼吸当吸气时，介于胸腔与腹腔的横膈膜下降，腹部将因此拱起凸出，吐气的时候腹部可稍许用力，让横膈膜上提。呼吸可缓慢延长至吸气 6~8 秒、吐气 8~10 秒。腹式呼吸不仅可供给人体氧气，还能通过横膈膜与腹腔的作用，增进腹腔肌力，更有助于腹部脂肪代谢哦！

轻柔音乐助好眠

夜深了，把那些烦恼都抛在一边，好好进入梦乡，为明天储备能量。

随着睡眠重要性的日益凸显，多个国家的睡眠协会都不约而同地关注到了音乐对睡眠的影响。音乐治疗的相关研究指出，舒眠的音乐应当着重于减压放松。其音乐特点为乐音轻柔，节奏稳定，结构组成多以弦乐或大自然和声，避免铜管乐器或打击乐器的使用。其实不管哪种音乐选择，只要你在聆听时能够降低心跳速率、放空压力、降低主观焦虑，情绪身心得以舒缓，即是有助于舒适睡眠的音乐。

就我而言，我喜欢在睡前播放轻柔的乐声，没有歌唱，仅有简单的节奏或者纯粹的大自然乐章，闭眼凝听犹如置身幽静山林，感受山涛水色、云雾风徐，偶尔跃入的虫鸣鸟叫，鲜活了脑海中的画面，更驱逐了整日的疲惫。

此刻的你，在哪儿？现在的你，好吗？在夜深人静的时刻，不妨好好审视自己，开启与身体的对话，通过对呼吸的调整，启动塑身冥想的秘密法则！

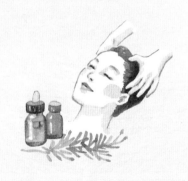

图书在版编目（CIP）数据

芳疗塑身：减压消脂新风尚 / 郑雅文著 . -- 北京：
中国纺织出版社有限公司，2022.5

ISBN 978-7-5180-9333-5

Ⅰ . ① 芳…　Ⅱ . ① 郑…　Ⅲ . ① 减肥—香精油—疗法
Ⅳ . ① R161

中国版本图书馆 CIP 数据核字（2022）第 022101 号

责任编辑：范红梅　责任校对：高　涵　责任印制：王艳丽
中国纺织出版社有限公司出版发行
地址：北京市朝阳区百子湾东里 A407 号楼　邮政编码：100124
销售电话：010—67004422　传真：010—87155801
http://www.c-textilep.com
中国纺织出版社天猫旗舰店
官方微博 http://weibo.com/2119887771
天津千鹤文化传播有限公司印刷　各地新华书店经销
2022 年 5 月第 1 版第 1 次印刷
开本：710×1000　1/16　印张：11
字数：120 千字　定价：68.00 元

凡购本书，如有缺页、倒页、脱页，由本社图书营销中心调换